THE

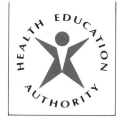

HEALTH EDUCATION AUTHORITY

CARING
FOR
PATIENTS

A fully illustrated
multilingual guide to
common medical
problems and
procedures

Published in association with Help the Hospices

TELL US WHAT IS WRONG IN PICTURES

DITES-NOUS CE QUI NE VA PAS EN NOUS LE MONTRANT SUR CES IMAGES

ZEIGEN SIE UNS ANHAND DER BILDER, WAS IHNEN FEHLT

OSSERVATE LE FIGURE E SPIEGATE TRAMITE ESSE QUAL È IL PROBLEMA CHE VI AFFLIGGA

DIGANOS QUE LE PASA DESPUES DE MIRAR A LOS DIBUJOS

POWIEDZ NAM, PRZY POMOCY OBRAZKÓW, CO CI DOLEGA

ΜΕ ΤΗ ΒΟΗΘΕΙΑ ΤΩΝ ΕΙΚΟΝΩΝ ΠΕΣΤΕ ΜΑΣ ΤΙ ΣΥΜΒΑΙΝΕΙ

PROBLEMİNİZİN NE OLTUĞUNU BİZE BU RESİMDE GÖSTEREREK ANLATIN

請 看 圖 表 示 不 舒 服 的 地 方

قل لنا ما هيا المعانة بواسطة الصور

आपको क्या तकलीफ है तस्वीरों में बताओ

ছবিগুলি দেখে আমাদের বলুন আপনার অসুস্থতা কি

ਤੁਹਾਨੂੰ ਕੀ ਤਕਲੀਫ ਹੈ ਤਸਵੀਰਾਂ ਵਿਚ ਦੱਸੋ

ہمیں بتائیں تصویروں میں سے آپ کو کیا تکلیف ہے

ખોટું શું છે તે અમને ચિત્રોમાં કહો

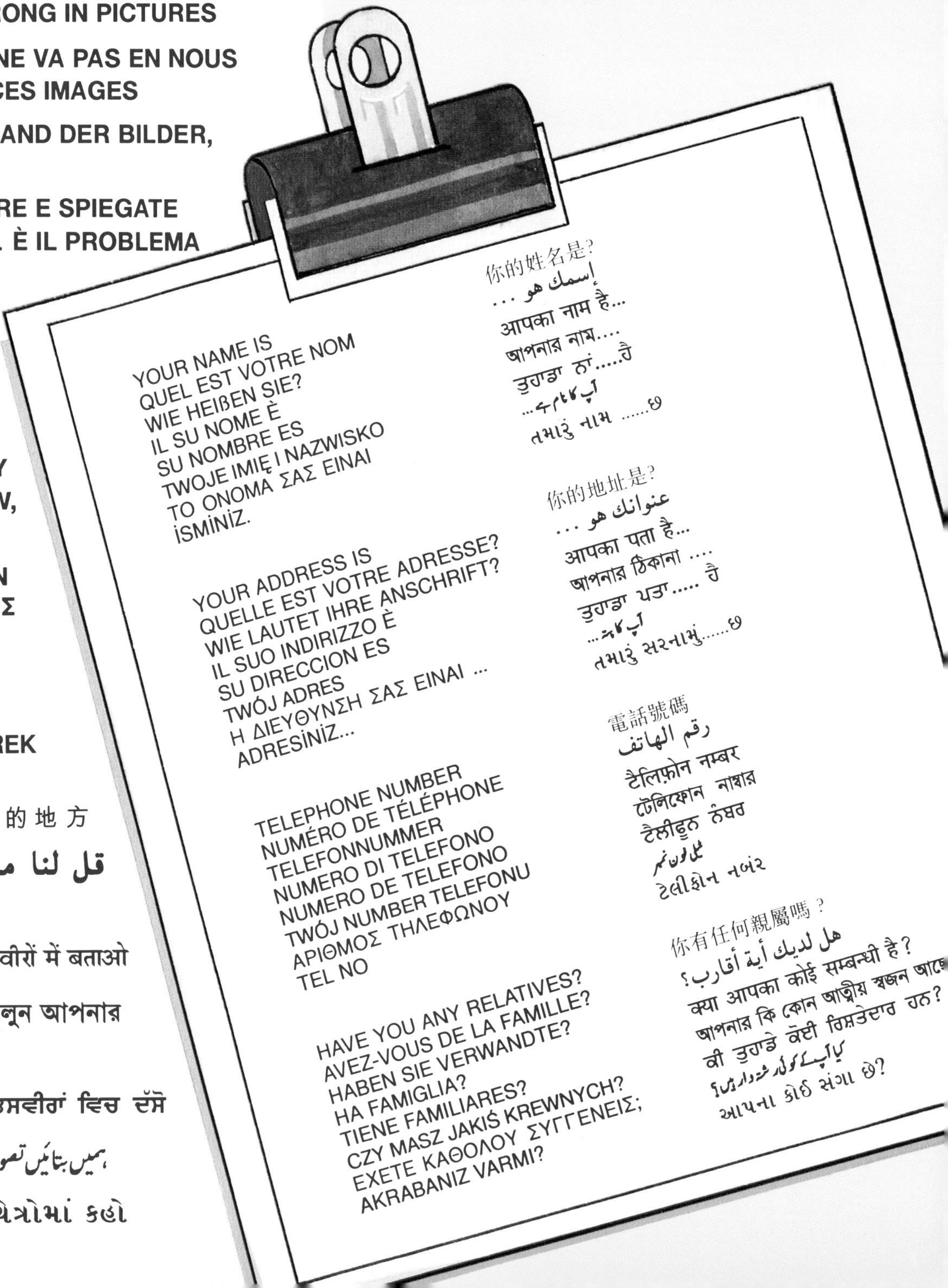

YOUR NAME IS
QUEL EST VOTRE NOM
WIE HEIßEN SIE?
IL SU NOME È
SU NOMBRE ES
TWOJE IMIĘ I NAZWISKO
TO ONOMA ΣΑΣ EINAI
İSMİNİZ.
你的姓名是?
إسمك هو ...
आपका नाम है...
আপনার নাম....
ਤੁਹਾਡਾ ਨਾਂ.....ਹੈ
آپ کا نام ہے...
તમારું નામ ......છે
YOUR ADDRESS IS
QUELLE EST VOTRE ADRESSE?
WIE LAUTET IHRE ANSCHRIFT?
IL SUO INDIRIZZO È
SU DIRECCION ES
TWÓJ ADRES
Η ΔΙΕΥΘΥΝΣΗ ΣΑΣ EINAI ...
ADRESİNİZ...
你的地址是?
عنوانك هو ...
आपका पता है...
আপনার ঠিকানা ....
ਤੁਹਾਡਾ ਪਤਾ..... ਹੈ
તમારું સરનામું......છે
TELEPHONE NUMBER
NUMÉRO DE TÉLÉPHONE
TELEFONNUMMER
TELEFONO DI TELEFONO
NUMERO DE TELEFONO
TWÓJ NUMBER TELEFONU
ΑΡΙΘΜΟΣ ΤΗΛΕΦΩΝΟΥ
TEL NO
電話號碼
رقم الهاتف
टैलिफ़ोन नम्बर
টেলিফোন নাম্বার
ਟੈਲੀਫੂਨ ਨੰਬਰ
ٹیلیفون نمبر
ટેલિફોન નંબર
HAVE YOU ANY RELATIVES?
AVEZ-VOUS DE LA FAMILLE?
HABEN SIE VERWANDTE?
HA FAMIGLIA?
TIENE FAMILIARES?
CZY MASZ JAKIŚ KREWNYCH?
EXETE ΚΑΘΟΛΟΥ ΣΥΓΓΕΝΕΙΣ;
AKRABANIZ VARMI?
你有任何親屬嗎?
هل لديك أية أقارب؟
क्या आपका कोई सम्बन्धी है?
আপনার কি কোন আত্মীয় স্বজন আছে
ਕੀ ਤੁਹਾਡੇ ਕੋਈ ਰਿਸ਼ਤੇਦਾਰ ਹਨ?
کیا آپ کے کوئی رشتہ دار ہیں؟
આપના કોઈ સંગા છે?

YOUR LANGUAGE IS
QUELLE LANGUE PARLEZ-VOUS?
WELCHE SPRACHE SPRECHEN SIE?
CHE LINGUA PARLA?
CUAL ES SU IDIOMA?
TWOIM JĄZYKIEM JEST
Η ΓΛΩΣΣΑ ΠΟΥ ΜΙΛΑΤΕ ΕΙΝΑΙ
ANA DİLİNİZ MI?
你的語言是：
لغتك هي:
आपकी भाषा क्या है
আপনার ভাষা
ਤੁਹਾਡੀ ਭਾਸ਼ਾ ਹੈ
آپ کی زبان (بولی) ہے
આપની ભાષા કઈ છે?
FRENCH, FRANÇAIS;
GERMAN, DEUTSCH;
ITALIAN, ITALIANO;
SPANISH, ESPAÑOL;
POLISH, POLSKI;
GREEK, ΕΛΛΗΝΙΚΑ;
TURKISH, TÜRKÇE;
CANTONESE, 中文
ARABIC, العربية;
HINDI, हिन्दी;
BENGALI, বাংলা;
PUNJABI, ਪੰਜਾਬੀ;
URDU, اردو;
GUJARATI, ગુજરાતી
WHAT ARE YOU BY RELIGION?- CHRISTIAN; MUSLIM; HINDU; BUDDHIST; SIKH; JEWISH?
AU PLAN RELIGIEUX ÊTES-VOUS?- CHRÉTIEN; MUSULMAN; HINDOU? ; BOUDDHISTE; SIKH, JUIF?
WELCHER RELIGION GEHÖREN SIE AN?- CHRIST; MOSLEM; HINDU; BUDDHIST; SIKH; JUDE?
QUAL È IL SUO CREDO RELIGIOSO?- CRISTIANO; MUSULMANO; INDÙ; BUDDISTA; SIKH; EBREO?
¿A QUE GRUPO PERTENECE SEGUN SU RELIGION?- ¿CRISTIANO; ¿MUSULMAN; ¿HINDU; ¿BUDISTA; ¿SIKH; ¿JUDIO?
JAKĄ RELIGIĘ WZNAJESZ?-CHRZEŚCIJAŃSKĄ? MUZUŁMAŃSKĄ? HINDUISTYCZNĄ? BUDDYJSKĄ? SIKHIJSKĄ? ŻYDOWSKĄ?
ΠΟΙΑ ΕΙΝΑΙ Η ΘΡΗΣΚΕΙΑ ΣΑΣ;- ΧΡΙΣΤΙΑΝΟΣ, ΜΟΥΣΟΥΛΜΑΝΟΣ, ΙΝΔΟΥΙΣΤΗΣ, ΒΟΥΔΙΣΤΗΣ, ΣΙΧ, ΕΒΡΑΙΟΣ;
DİNİNİZ NEDİR?- HIRİSTİYAN; MÜSLÜMAN; HİNDU; BUDİST; SİKH; MUSEVİĞYAHUDİ?
你屬於那種宗教？—基督、回教、印度教、佛教、西克教、猶太教?
ما هي ديانتك؟ . مسيحي؟ . مسلم؟ . هندوسي؟ . بوذي؟ . سيخي؟ . يهودي؟
आपका धर्म क्या है?– इसाई; मुस्लिम; हिन्दू; बौध; सिख; यहूदी?
আপনার ধর্মগত পরিচয় কি?– খ্রীষ্টান; মুসলিম?; হিন্দু; বৌদ্ধ; শিখ; ইহুদি?
ਤੁਹਾਡਾ ਧਰਮ ਕੀ ਹੈ?– ਇਸਾਈ; ਮੁਸਲਮਾਨ; ਹਿੰਦੂ; ਬੌਧ; ਸਿੱਖ; ਯਹੂਦੀ?
مذہباً آپ کیا ہیں ؟ - عیسائی، مسلمان، ہندو، بدھ پرست، سکھ، یہودی ؟
ધર્મની રૂએ તમે કોણ છો?- ખ્રિસ્તી; મુસ્લિમ; હિંદુ; બૌધ્ધ; શીખ; યહુદી?

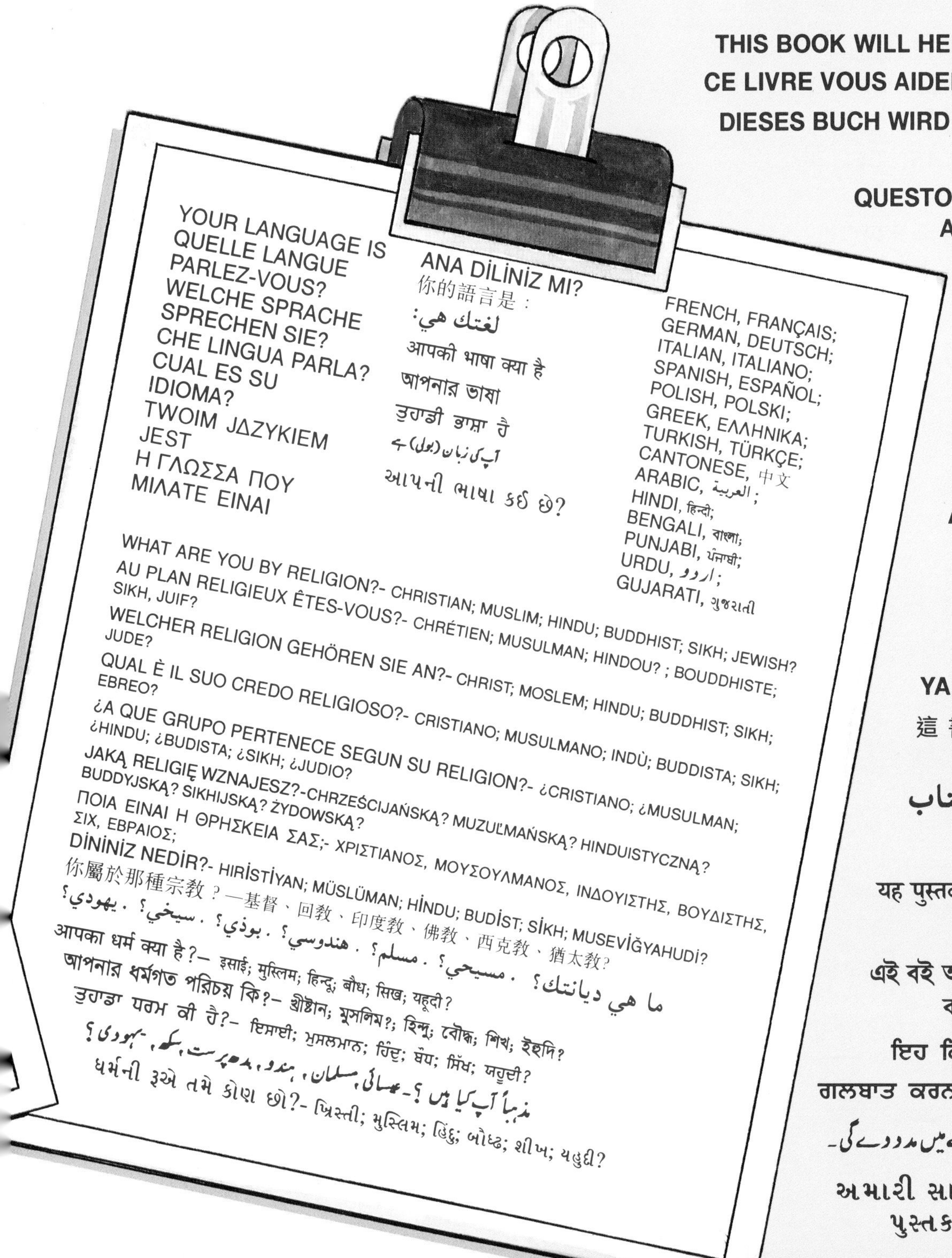

THIS BOOK WILL HELP YOU TALK TO US

CE LIVRE VOUS AIDERA A NOUS PARLER

DIESES BUCH WIRD IHNEN HELFEN, MIT UNS ZU SPRECHEN

QUESTO LIBRO LE SERVIRA' A PARLARE CON NOI

ESTE LIBRO LE AYUDARA A HABLARNOS

TA KSIĄŻKA POMOŻE CI ROZMAWIAĀ Z NAMI

ΑΥΤΟ ΤΟ ΒΙΒΛΙΟ ΘΑ ΣΑΣ ΒΟΗΘΗΣΕΙ ΝΑ ΜΑΣ ΜΙΛΗΣΕΤΕ

BU KITAP BIZIMLE KONUŞMANIZA YARDIMCI OLACAKTIR

這 書 會 幫 助 你 和 我 們 通 話

سيساعدك هذا الكتاب في التحدث الينا

यह पुस्तक आपको हमारे साथ बात करने में सहायक होगी

এই বই আপনাকে আমাদের সাথে কথা বলতে সাহায্য করবে

ਇਹ ਕਿਤਾਬ ਤੁਹਾਨੂੰ ਸਾਡੇ ਨਾਲ ਗਲਬਾਤ ਕਰਨ ਵਿਚ ਸਹਾਇਤਾ ਦੇਵੇਗੀ

یہ کتاب آپ کو ہم سے بات کرنے میں مدد دے گی۔

અમારી સાથે વાત કરવામાં આ પુસ્તક આપને સહાય કરશે

YOU ARE A PATIENT
VOUS ETES UN PATIENT
SIE SIND EIN PATIENT
LEI E' UN PAZIENTE
USTED ES UN PACIENTE
JESTEŚ PACJENTEM
ΕΙΣΤΕ ΑΣΘΕΝΗΣ
HASTA SİZSİNİZ.
你是病人
أنت مريض
आप एक रोगी हैं
আপনি একজন রোগী
ਤੁਸੀਂ ਰੋਗੀ ਹੋ
آپ ایک مریض ہیں
આપ એક દર્દી છો

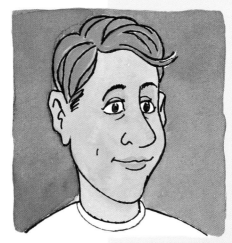

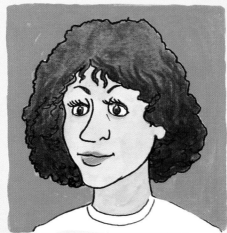

THIS IS A NURSE
C'EST UNE INFIRMIERE
DIES IST EINE KRANKENSCHWESTER
QUESTA E' UN' ENFERMIERA
ESTA ES UNA ENFERMERA
TO JEST PIELĘGNIARKA
ΑΥΤΗ ΕΙΝΑΙ ΝΟΣΟΚΟΜΑ
BU HEMŞİRE
這是護士
هذه ممرضة
यह एक नर्स है
উনি একজন নার্স
ਇਹ ਇਕ ਨਰਸ ਹੈ।
یہ ایک نرس ہے
આ એક નર્સ છે

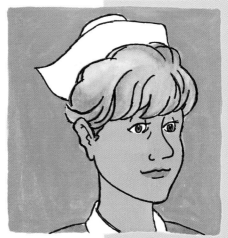

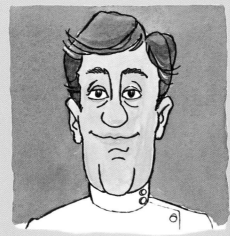

THIS IS A DOCTOR
C'EST UN DOCTEUR
DIES IST EIN ARZT
QUESTO E' UN DOTTORE
ESTE ES UN MEDICO
TO JEST LEKARZ
ΑΥΤΟΣ ΕΙΝΑΙ ΓΙΑΤΡΟΣ
BU DOKTOR
這是醫生
هذا طبيب
यह एक डाक्टर है
উনি একজন ডাক্তার
ਇਹ ਇਕ ਡਾਕਟਰ ਹੈ
یہ ایک ڈاکٹر ہے
આ એક ડોકટર છે.

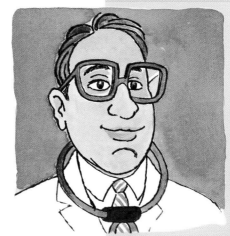

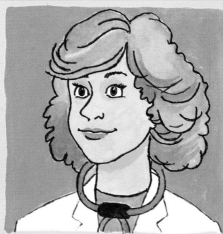

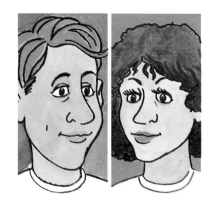

I WANT

JE VEUX

ICH MOCHTE

VOGLIO

YO DESEO

CHCĘ

ΘΕΛΩ

İSTEĞİM

我需要

اريد

मुझे चाहिए

আমি চাই

ਮੈਂ ਚਾਹੁੰਦਾ/ਚਾਹੁੰਦੀ ਹਾਂ।

میں چاہتا / چاہتی ہوں

મારે જોઈએ છે

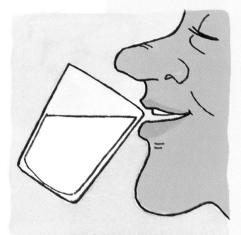

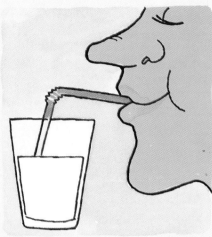

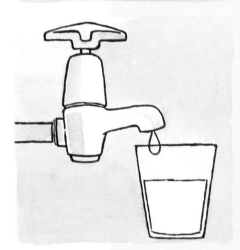

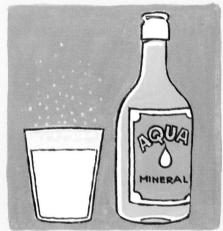

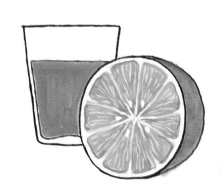

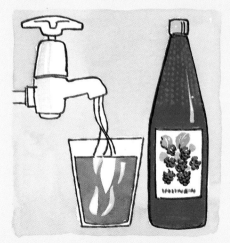

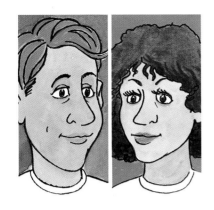

I WANT

JE VEUX

ICH MOCHTE

VOGLIO

YO DESEO

CHCĘ

ΘΕΛΩ

İSTEĞİM

我需要

اريد

मुझे चाहिए

আমি চাই

ਮੈਂ ਚਾਹੁੰਦਾ/ਚਾਹੁੰਦੀ ਹਾਂ।

میں چاہتا / چاہتی ہوں

મારે જોઈએ છે

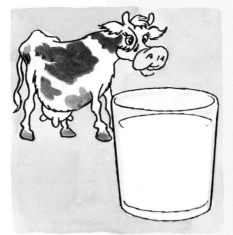

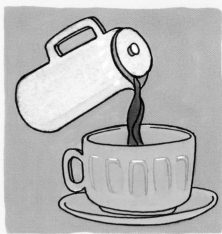

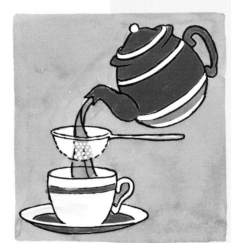

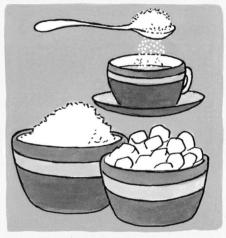

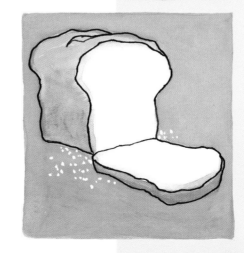

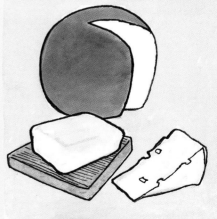

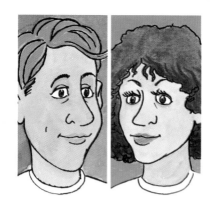

I WANT

JE VEUX

ICH MOCHTE

VOGLIO

YO DESEO

CHCĘ

ΘΕΛΩ

İSTEĞİM

我需要

اريد

मुझे चाहिए

আমি চাই

ਮੈਂ ਚਾਹੁੰਦਾ/ਚਾਹੁੰਦੀ ਹਾਂ।

میں چاہتا / چاہتی ہوں

મારે જોઈએ છે

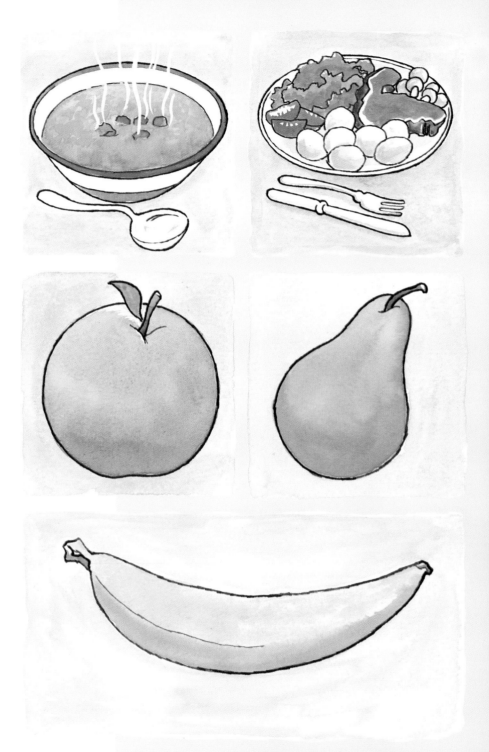

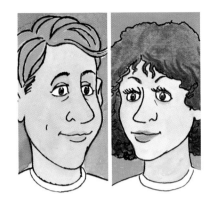

I WANT

JE VEUX

ICH MOCHTE

VOGLIO

YO DESEO

CHCĘ

ΘΕΛΩ

İSTEĞİM

我需要

اريد

मुझे चाहिए

আমি চাই

ਮੈਂ ਚਾਹੁੰਦਾ/ਚਾਹੁੰਦੀ ਹਾਂ

میں چاہتا / چاہتی ہوں

મારે જોઈએ છે

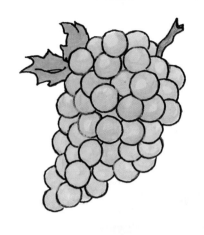

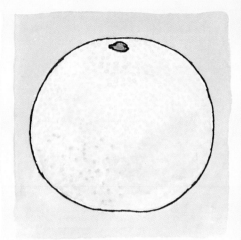

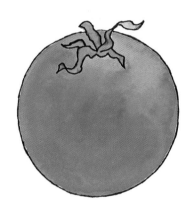

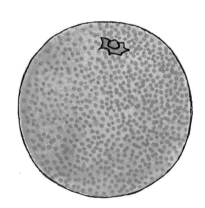

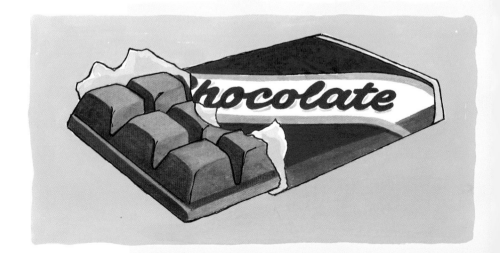

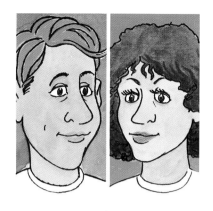

I WANT

JE VEUX

ICH MOCHTE

VOGLIO

YO DESEO

CHCĘ

ΘΕΛΩ

İSTEĞİM

我需要

اريد

मुझे चाहिए

আমি চাই

ਮੈਂ ਚਾਹੁੰਦਾ/ਚਾਹੁੰਦੀ ਹਾਂ।

میں چاہتا / چاہتی ہوں

મારે જોઈએ છે

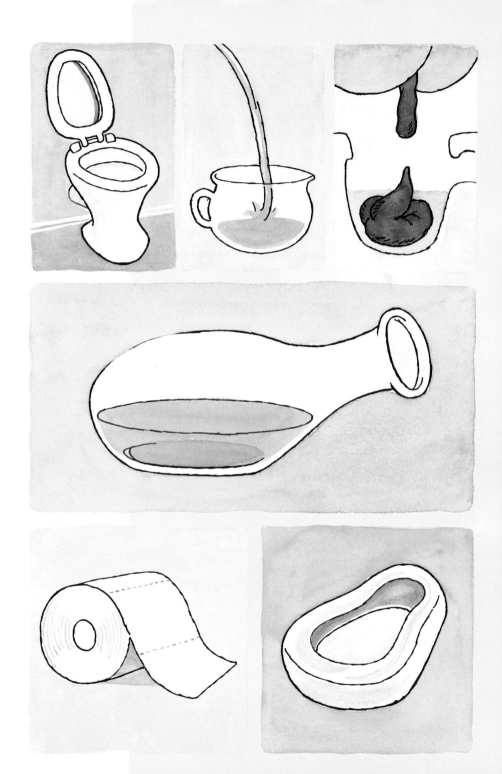

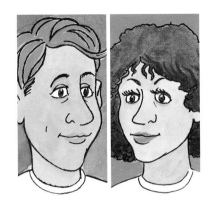

I WANT

JE VEUX

ICH MOCHTE

VOGLIO

YO DESEO

CHCĘ

ΘΕΛΩ

İSTEĞİM

我需要

اريد

मुझे चाहिए

আমি চাই

ਮੈਂ ਚਾਹੁੰਦਾ/ਚਾਹੁੰਦੀ ਹਾਂ।

میں چاہتا/چاہتی ہوں

મારે જોઈએ છે

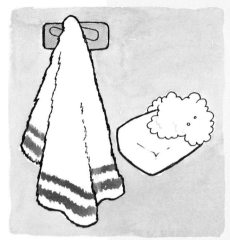

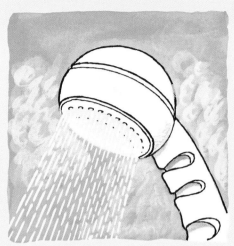

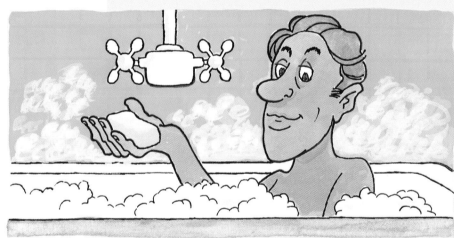

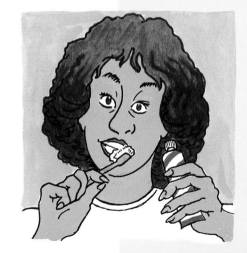

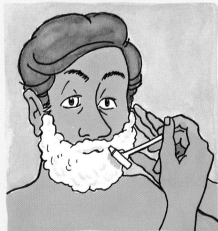

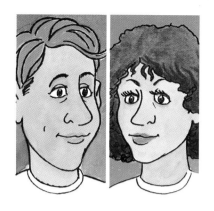

I WANT

JE VEUX

ICH MOCHTE

VOGLIO

YO DESEO

CHCĘ

ΘΕΛΩ

İSTEĞİM

我需要

اريد

मुझे चाहिए

আমি চাই

ਮੈਂ ਚਾਹੁੰਦਾ/ਚਾਹੁੰਦੀ ਹਾਂ।

میں چاہتا/چاہتی ہوں

મારે જોઈએ છે

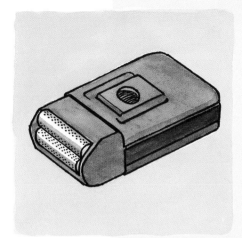

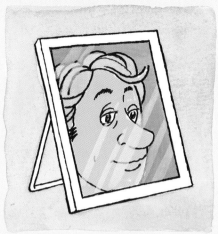

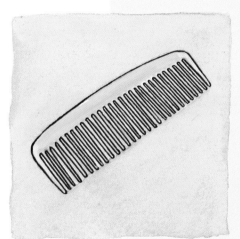

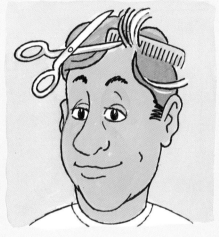

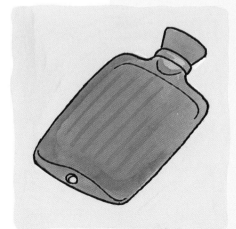

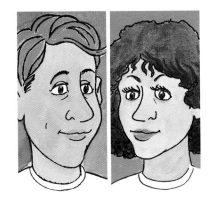

I WANT

JE VEUX

ICH MOCHTE

VOGLIO

YO DESEO

CHCĘ

ΘΕΛΩ

İSTEĞİM

我需要

اريد

मुझे चाहिए

আমি চাই

ਮੈਂ ਚਾਹੁੰਦਾ/ਚਾਹੁੰਦੀ ਹਾਂ।

میں چاہتا/چاہتی ہوں

મારે જોઈએ છે

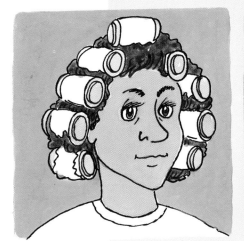

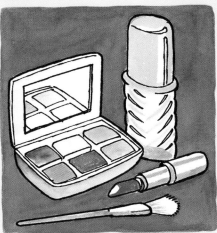

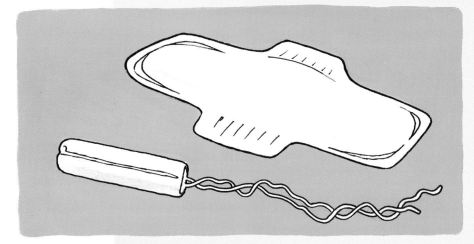

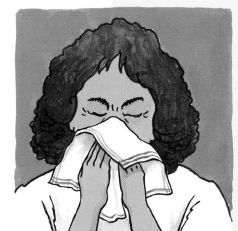

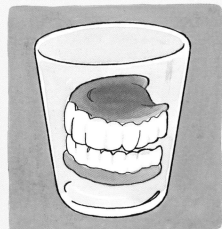

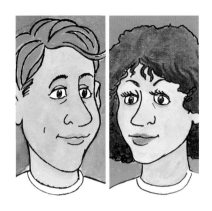

I WANT

JE VEUX

ICH MOCHTE

VOGLIO

YO DESEO

CHCĘ

ΘΕΛΩ

İSTEĞİM

我需要

اريد

मुझे चाहिए

আমি চাই

ਮੈਂ ਚਾਹੁੰਦਾ/ਚਾਹੁੰਦੀ ਹਾਂ।

میں چاہتا / چاہتی ہوں

મારે જોઈએ છે

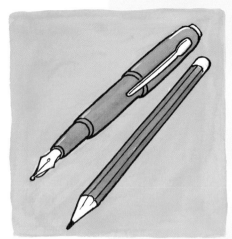

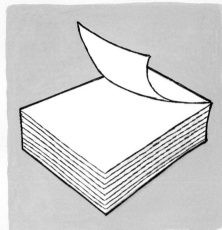

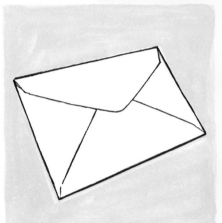

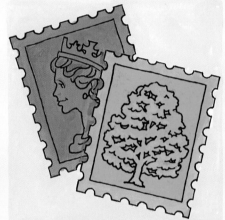

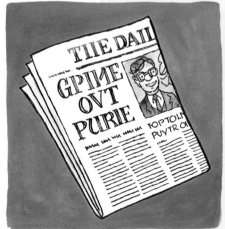

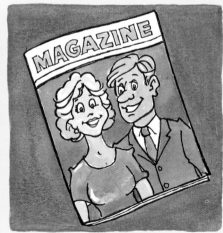

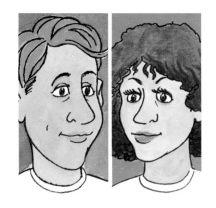

I WANT

JE VEUX

ICH MOCHTE

VOGLIO

YO DESEO

CHCĘ

ΘΕΛΩ

İSTEĞİM

我需要

اريد

मुझे चाहिए

আমি চাই

ਮੈਂ ਚਾਹੁੰਦਾ/ਚਾਹੁੰਦੀ ਹਾਂ।

میں چاہتا / چاہتی ہوں

મારે જોઈએ છે

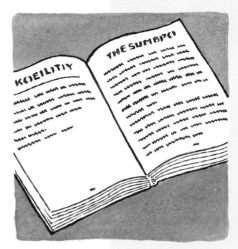

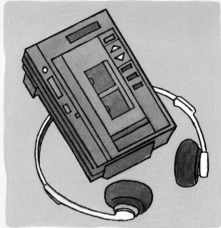

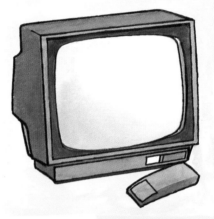

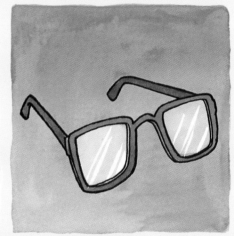

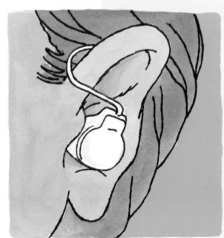

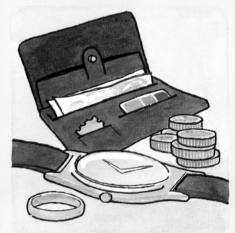

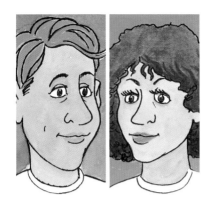

I WANT

JE VEUX

ICH MOCHTE

VOGLIO

YO DESEO

CHCĘ

ΘΕΛΩ

İSTEĞİM

我需要

اريد

मुझे चाहिए

আমি চাই

ਮੈਂ ਚਾਹੁੰਦਾ/ਚਾਹੁੰਦੀ ਹਾਂ।

میں چاہتا/چاہتی ہوں

મારે જોઈએ છે

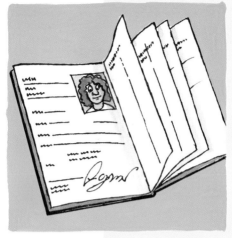

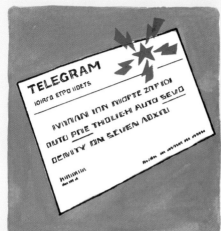

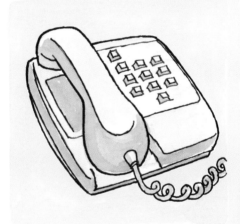

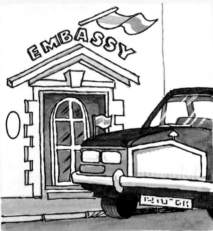

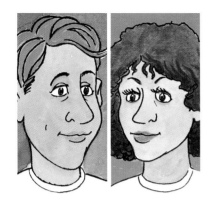

I WANT

JE VEUX

ICH MOCHTE

VOGLIO

YO DESEO

CHCĘ

ΘΕΛΩ

İSTEĞİM

我需要

اريد

मुझे चाहिए

আমি চাই

ਮੈਂ ਚਾਹੁੰਦਾ/ਚਾਹੁੰਦੀ ਹਾਂ।

میں چاہتا / چاہتی ہوں

મારે જોઈએ છે

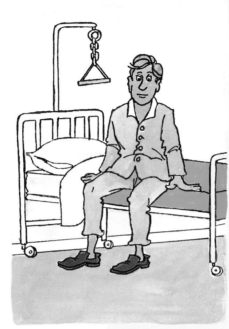

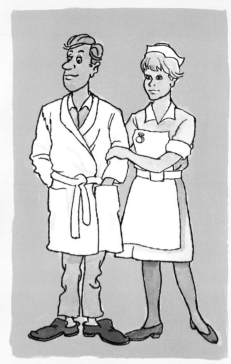

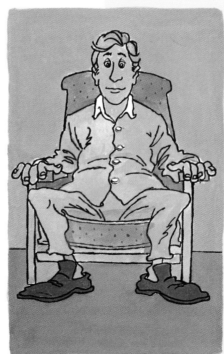

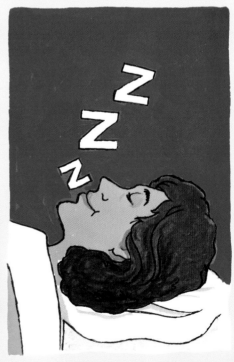

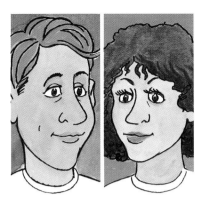

I WANT

JE VEUX

ICH MOCHTE

VOGLIO

YO DESEO

CHCĘ

ΘΕΛΩ

İSTEĞİM

我需要

اريد

मुझे चाहिए

আমি চাই

ਮੈਂ ਚਾਹੁੰਦਾ/ਚਾਹੁੰਦੀ ਹਾਂ।

میں چاہتا / چاہتی ہوں

મારે જોઈએ છે

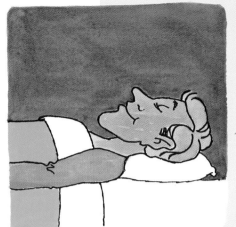

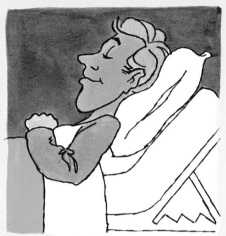

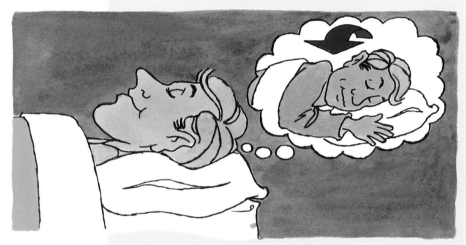

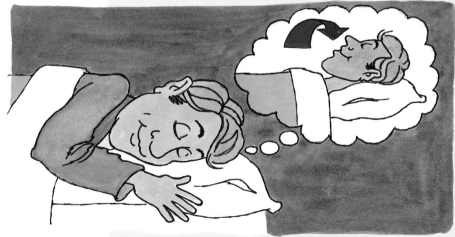

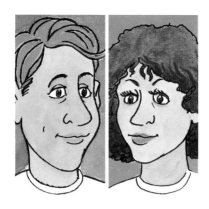

I WANT TO SPEAK TO

JE VEUX PARLER A

ICH MOCHTE MIT...SPRECHEN

VOGLIO PARLARE CON

DESEO HABLAR CON

CHCĘ ROZMAWIAĀ Z ...

ΘΕΛΩ ΝΑ ΜΙΛΗΣΩ

... KONUŞMAK İSTİYORUM

我要和......講話

اريد التحدث الى

मुझे बात करनी है

আমি ....সাথে কথা বলতে চাই

ਮੈਂ ਗਲ ਕਰਨਾ ਚਾਹੁੰਦਾ/ਚਾਹੁੰਦੀ ਹਾਂ।

میں. . . . سے بات کرنا چاہتا / چاہتی ہوں

મારે એમની સાથે વાત કરવી છે

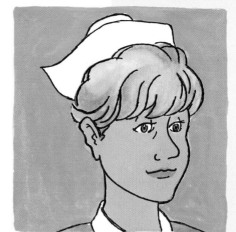

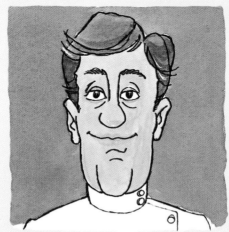

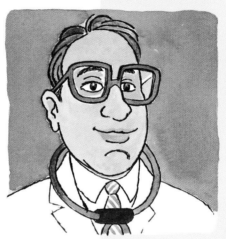

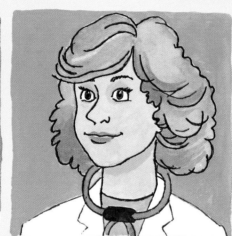

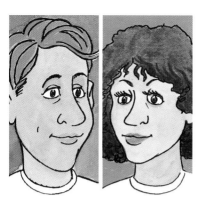

I WANT TO SPEAK TO

JE VEUX PARLER A

ICH MOCHTE MIT...SPRECHEN

VOGLIO PARLARE CON

DESEO HABLAR CON

CHCĘ ROZMAWIAĀ Z ...

ΘΕΛΩ ΝΑ ΜΙΛΗΣΩ

... KONUŞMAK İSTİYORUM

我要和......講話

اريد التحدث الى

मुझे बात करनी है

আমি ....সাথে কথা বলতে চাই

ਮੈਂ ਗਲ ਕਰਨਾ ਚਾਹੁੰਦਾ/ਚਾਹੁੰਦੀ ਹਾਂ।

میں. . . . سے بات کرنا چاہتا / چاہتی ہوں

મારે એમની સાથે વાત કરવી છે

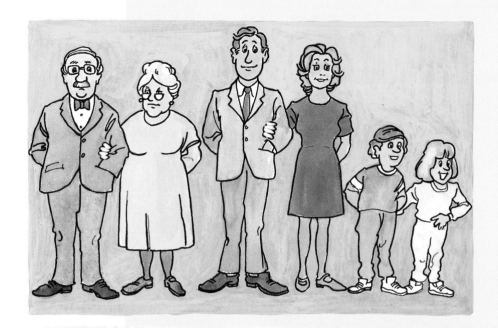

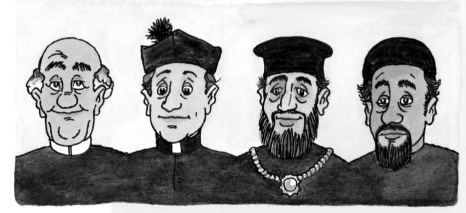

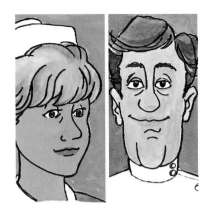

YOU ARE GOING TO HAVE

VOUS ALLEZ SUBIR

SIE WERDEN SICH UNTERZIEHEN

AVRA'

VA A SER SOMETIDO A

BĘDZIESZ MIAŁ

ΠΡΟΚΕΙΤΑΙ ΝΑ ΕΧΕΤΕ

SİZE YAPILACAK

我將會接受到......

إنك ستصاب بـ

आप प्राप्त करने जा रहे हैं

আপনি .... পেতে যাচ্ছেন।

ਤੁਹਾਨੂੰ ਮਿਲੇਗਾ।

آپ کو ملے گا

આપને હવે (હારવાર) મળશે

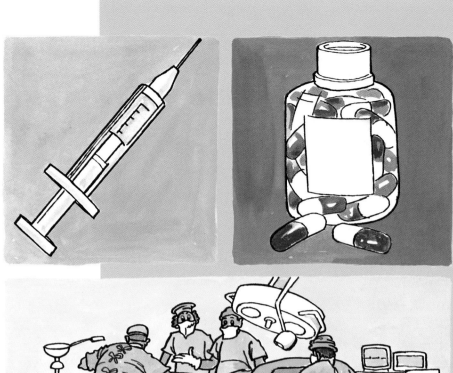

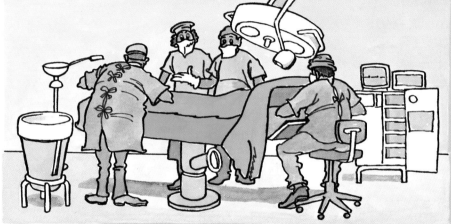

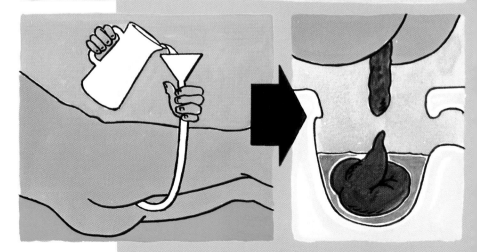

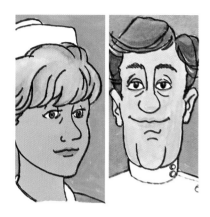

YOU ARE GOING TO HAVE

VOUS ALLEZ SUBIR

SIE WERDEN SICH UNTERZIEHEN

AVRA'

VA A SER SOMETIDO A

BĘDZIESZ MIAŁ

ΠΡΟΚΕΙΤΑΙ ΝΑ ΕΧΕΤΕ

SİZE YAPILACAK

我將會接受到......

إنك ستصاب بـ

आप प्राप्त करने जा रहे हैं

আপনি .... পেতে যাচ্ছেন।

ਤੁਹਾਨੂੰ ਮਿਲੇਗਾ।

آپ کو ملے گا

આપને હવે (હારવાર) મળશે

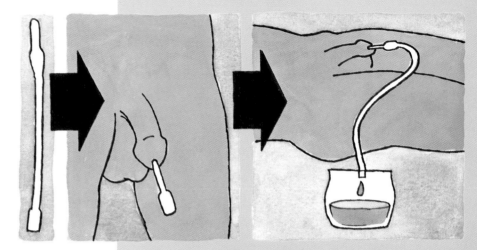

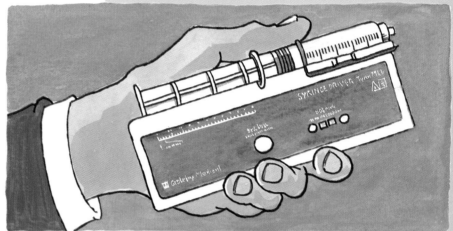

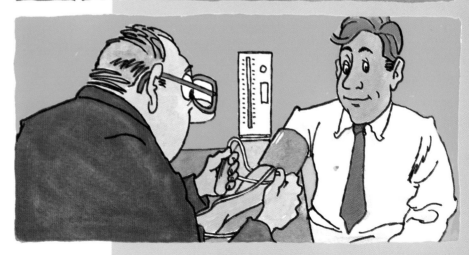

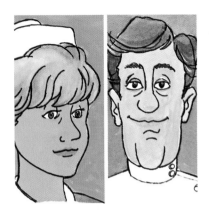

YOU ARE GOING TO HAVE

VOUS ALLEZ SUBIR

SIE WERDEN SICH UNTERZIEHEN

AVRA'

VA A SER SOMETIDO A

BĘDZIESZ MIAŁ

ΠΡΟΚΕΙΤΑΙ ΝΑ ΕΧΕΤΕ

SİZE YAPILACAK

我將會接受到......

إنك ستصاب بـ

आप प्राप्त करने जा रहे हैं

আপনি .... পেতে যাচ্ছেন।

ਤੁਹਾਨੂੰ ਮਿਲੇਗਾ।

آپ کو ملے گا

આપને હવે (હારવાર) મળશે

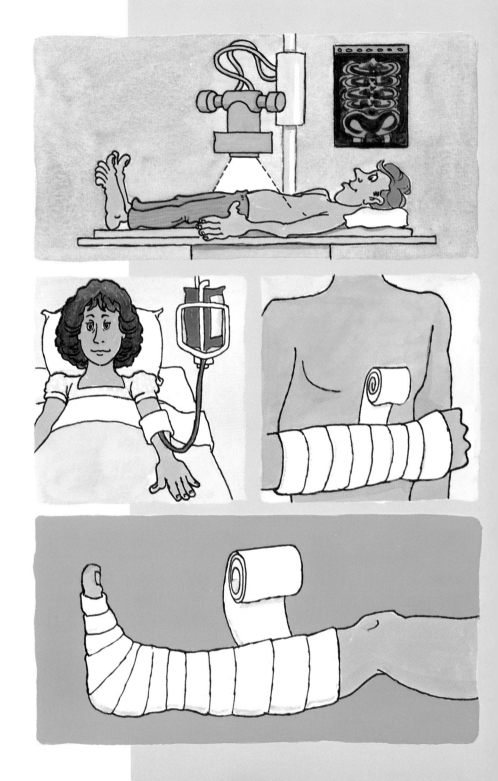

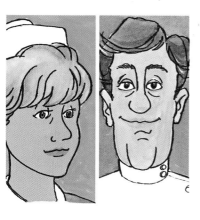

YOU ARE GOING TO HAVE

VOUS ALLEZ SUBIR

SIE WERDEN SICH UNTERZIEHEN

AVRA'

VA A SER SOMETIDO A

BĘDZIESZ MIAŁ

ΠΡΟΚΕΙΤΑΙ ΝΑ ΕΧΕΤΕ

SİZE YAPILACAK

我將會接受到......

إنك ستصاب بـ

आप प्राप्त करने जा रहे हैं

আপনি .... পেতে যাচ্ছেন ।

ਤੁਹਾਨੂੰ ਮਿਲੇਗਾ।

آپ کو ملے گا

આપને હવે (હારવાર) મળશે

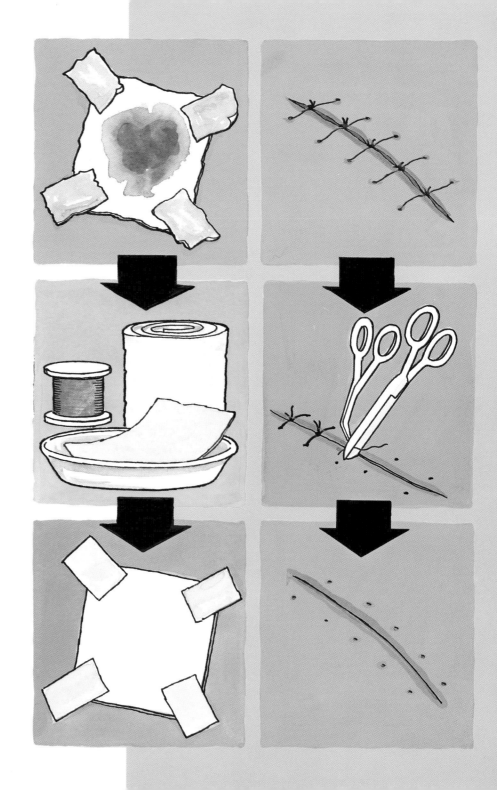

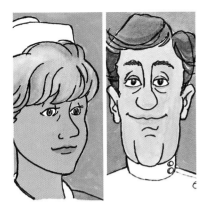

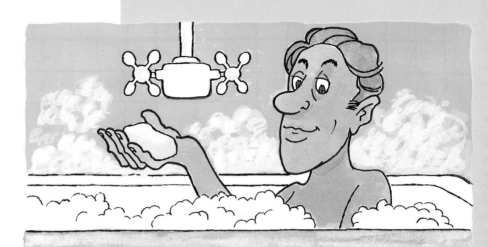

YOU ARE GOING TO HAVE

VOUS ALLEZ SUBIR

SIE WERDEN SICH UNTERZIEHEN

AVRA'

VA A SER SOMETIDO A

BĘDZIESZ MIAŁ

ΠΡΟΚΕΙΤΑΙ ΝΑ ΕΧΕΤΕ

SİZE YAPILACAK

我將會接受到......

إنك ستصاب بـ

आप प्राप्त करने जा रहे हैं

আপনি .... পেতে যাচ্ছেন ।

ਤੁਹਾਨੂੰ ਮਿਲੇਗਾ।

آپ کو ملے گا

આપને હવે (હારવાર) મળશે

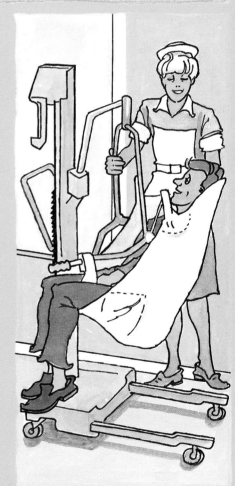

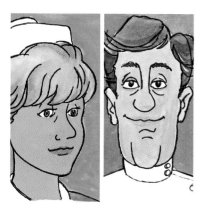

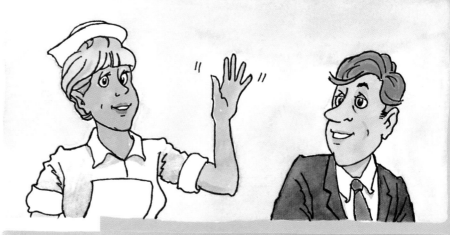

YOU ARE LEAVING HOSPITAL ON...

VOUS POURREZ QUITTER L'HOPITAL LE...

SIE VERLASSEN DAS KRANKENHAUS AM...

USCIRA' DALL 'OSPEDALE IL...

USTED PODRA SALIR DEL HOSPITAL EL...

WYCHODZISZ ZE SZPITALA W ...

ΒΓΑΙΝΕΤΕ ΑΠΟ ΤΟ ΝΟΣΟΚΟΜΕΙΟ ...

GÜNÜ HASTANEDEN AYRILIYORSUNUZ.

你離院的日期是：

إنك ستغادر المستشفى في ...

आप हास्पिटल..................को छोड़ रहे हैं

আপনি হাসপাতাল থেকে ছাড়া পেতে যাচ্ছেন ....

ਤੁਸੀਂ ਹਸਪਤਾਲ ਤੋਂ ਜਾ ਰਹੇ ਹੋ..........

آپ ہسپتال سے . . . . کو جا رہی / رہے ہیں

આપ હોસ્પિટાલ ...... આ દિવસે છોડશો

SUNDAY DIMANCHE SONNTAG	DOMENICA DOMINGO NIEDZIELĘ	ΚΥΡΙΑΚΗ PAZAR 星期日	الاثنين रविवार রবিবার	ਐਤਵਾਰ ہفتہ રવિવાર
MONDAY LUNDI MONTAG	LUNEDI' LUNES PONIEDZIAŁEK	ΔΕΥΤΕΡΑ PAZARTESİ 星期一	الثلاثاء सोमवार সোমবার	ਸੋਮਵਾਰ اتوار સોમવાર
TUESDAY MARDI DIENSTAG	MARTEDI' MARTES WTOREK	ΤΡΙΤΗ SALI 星期二	الاربعاء मंगलवार মঙ্গলবার	ਮੰਗਲਵਾਰ پیر મંગળવાર
WEDNESDAY MERCREDI MITTWOCH	MERCOLEDI' MIERCOLES ŚRODĘ	ΤΕΤΑΡΤΗ ÇARŞAMBA 星期三	الخميس बुधवार বুধবার	ਬੁੱਧਵਾਰ منگل બુધવાર
THURSDAY JEUDI DONNERSTAG	GIOVEDI' JUEVES CZWARTEK	ΠΕΜΠΤΗ PERŞEMBE 星期四	الجمعة वीरवार বৃহস্পতিবার	ਵੀਰਵਾਰ بدھ ગુરુવાર
FRIDAY VENDREDI FREITAG	VENERDI' VIERNES PIĄTEK	ΠΑΡΑΣΚΕΥΗ CUMA 星期五	السبت शुक्रवार শুক্রবার	ਸ਼ੁੱਕਰਵਾਰ جمعرات શુક્રવાર
SATURDAY SAMEDI SAMSTAG	SABATO SABADO SOBOTĘ	ΣΑΒΒΑΤΟ CUMARTESİ 星期六	الاحد शनिवार শনিবার	ਸ਼ਨੀਚਰਵਾਰ جمعہ શનિવાર

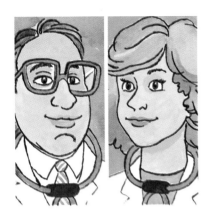

HAVE YOU A PAIN?
AVEZ-VOUS DES DOULEURS?
HABEN SIE SCHMERZEN?
HA DEI DOLORI?
TIENE DOLORES?
CZY ODCZUWASZ BÓL?
ΑΙΣΘΑΝΕΣΤΕ ΠΟΝΟ;
AĞRINIZ VAR MI?
你覺得痛嗎？
هل تعاني من ألم؟
क्या आपको पीड़ा है?
আপনার কি কোন ব্যথা আছে?
ਕੀ ਤੁਹਾਨੂੰ ਪੀੜ ਹੋ ਰਹੀ ਹੈ?
کیاآپ کودردہے؟
આપને દર્દ થાય છે?

HOW BAD IS THE PAIN?
COMMENT EST LA DOULEUR?
WIE STARK SIND DIE SCHMERZEN?
COME E' IL SUO DOLORE?
ES MUY FUERTE EL DOLOR?
JAK SILNY JEST BÓL?
ΠΟΣΟ ΔΥΝΑΤΟΣ ΕΙΝΑΙ Ο ΠΟΝΟΣ;
AĞRINIZIN ŞİDDETİ NE DERECEDE?
痛的程度如何？
ماهي حدة هذا الالم؟
पीड़ा कितनी गम्भीर है?
আপনার ব্যাথা কত কষ্টকর?
ਕਿੰਨੀ ਕੁ ਪੀੜ ਹੁੰਦੀ ਹੈ?
دردبہت زیادہ ہے؟
આ એક નર્સ છે

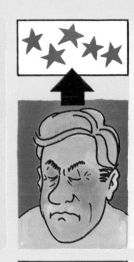

AGONISING
ATROCE
UNERTRAGLICH
TREMENDO
AGONIZANTE
ROZDZIERAJĄCY
ΦΟΒΕΡΟΣ
DAYANILMAYACAK KADAR
強烈
مبرح
यातना वाली
মর্মান্তিক
ਨਾ ਸਹਾਰੇ ਜਾਣ ਵਾਲੀ
کڑی تکلیف ہے
ત્રાસ જનક

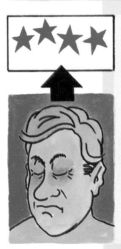

VERY BAD
TRES FORTE
SEHR STARK
MOLTO FORTE
MUY AGUDO
BARDZO SILNY
ΠΟΛΥ ΔΥΝΑΤΟΣ
ÇOK KÖTÜ
非常差
مؤلم جداً
बहुत बुरी
খুবই যন্ত্রনাদায়ক
ਬਹੁਤ ਜਿਆਦਾ
بہت زیادہ
ઘણો ખરાબ

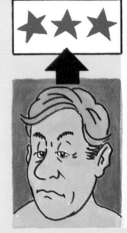

BAD
FORTE
STARK
FORTE
AGUDO
SILNY
ΔΥΝΑΤΟΣ
KÖTÜ
差
مؤلم
बुरी
যন্ত্রনাদায়ক
ਜਿਆਦਾ
کال ہے
ખરાબ

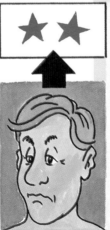

BEARABLE
SUPPORTABLE
ERTRAGLICH
SOPPORTABILE
SOPORTABLE
ZNOŚNY
ΥΠΟΦΕΡΤΟΣ
DAYANABİLECEK KADAR
忍受得的
يمكن تحمله
सहारे जाने योग्य
সহ্য করা যায়
ਸਹਾਰੇ ਜਾਣ ਵਾਲੀ
قابل برداشت
સહન થાય એવો

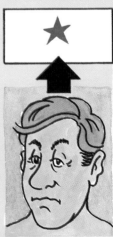

NOT VERY BAD
PAS TRES FORTE
NICHT SEHR STARK
NON C'E' MALE
NO MUY AGUDO
NIE BARDZO SILNY
ΕΛΑΧΙΣΤΟΣ
O KADAR FENA DEĞİL
不太差
غير مؤلم جداً
इतनी बुरी नहीं
খুব যন্ত্রনাদায়ক নয়
ਬਹੁਤੀ ਨਹੀਂ
بہت زیادہ نہیں
બહુ ખરાબ નહી

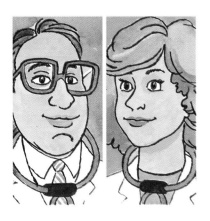

IS THE PAIN GETTING...

LA DOULEUR...

SIND DIE SCHMERZEN...

IL DOLORE...

EL DOLOR...

CZY BÓL ...

Ο ΠΟΝΟΣ ...

AĞRINIZ

痛的程度如何 ?

هل الالم آخذٌ ...

क्या पीड़ा...

আপনার ব্যথা কি...

ਕੀ ਦਰਦ ਨੂੰ.............

کیادرد . . . . .

હવે દુખાવો કેમ છે?

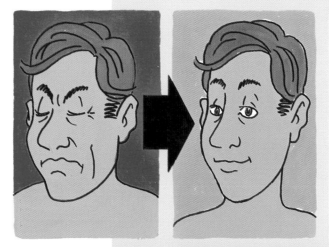

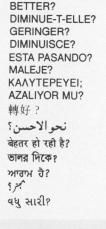

BETTER?
DIMINUE-T-ELLE?
GERINGER?
DIMINUISCE?
ESTA PASANDO?
MALEJE?
ΚΑΛΥΤΕΡΕΥΕΙ;
AZALIYOR MU?
轉好 ?
نحو الاحسن؟
बेहतर हो रही है?
ভালর দিকে?
ਆਰਾਮ ਹੈ?
بہتر؟
વધુ સારી?

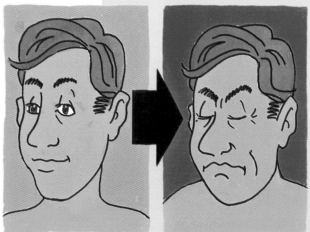

WORSE?
EMPIRE-T-ELLE?
STARKER?
PEGGIORA?
ES PEOR?
NARASTA?
ΧΕΙΡΟΤΕΡΕΥΕΙ;
ARTIYOR MU?
痛是否 ?
نحو الاسوء؟
गम्भीर हो रही है?
খারাপের দিকে?
ਜਿਆਦਾ ਹੋ ਗਿਆ ਹੈ?
خراب؟
વધુ ખરાબ?

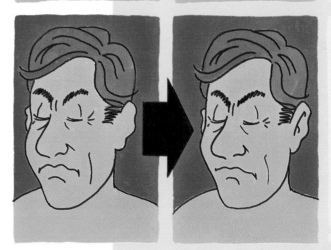

THE SAME?
RESTE-T-ELLE
LA MEME?
UNVERANDERT?
LO STESSO?
ES LO MISMO?
POZOSTAJE TAKI SAM?
EINAI TO ΙΔΙΟ;
AYNI MI?
差不多 ?
باقٍ كما هو؟
वैसी ही है?
একই রকম?
ਪਹਿਲੇ ਦੇ ਵਾਂਗੂ ਹੈ?
[illegible]؟
એવો જ?

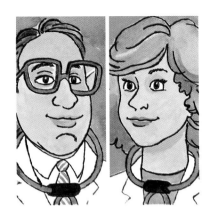

WHERE IS THE PAIN?

OU AVEZ-VOUS MAL?

WO HABEN SIE SIE?

DOVE?

EN DONDE LE DUELE?

GDZIE ODCZUWASZ BÓL?

ΣΕ ΠΟΙΟ ΜΕΡΟΣ ΕΙΝΑΙ;

NERENİZ AĞRIYOR?

在那個部位？

اين الالم؟

पीड़ा कहाँ है?

কোথায় ব্যথা হচ্ছে?

ਇਹ ਕਿਥੇ ਹੁੰਦੀ ਹੈ?

درد کہاں ہے؟

એ ક્યાં છે?

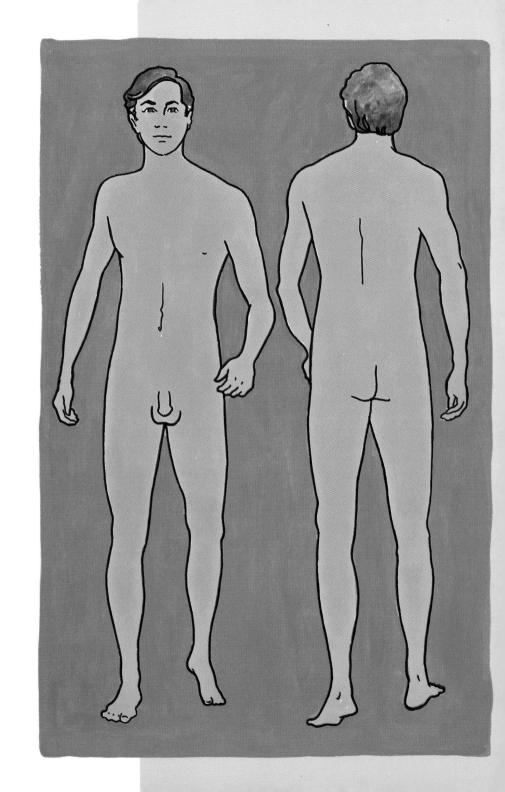

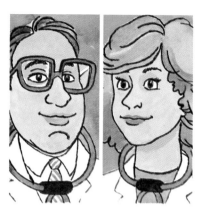

WHERE IS THE PAIN?

OU AVEZ-VOUS MAL?

WO HABEN SIE SIE?

DOVE?

EN DONDE LE DUELE?

GDZIE ODCZUWASZ BÓL?

ΣΕ ΠΟΙΟ ΜΕΡΟΣ ΕΙΝΑΙ;

NERENİZ AĞRIYOR?

在那個部位？

اين الالم؟

पीड़ा कहाँ है?

কোথায় ব্যথা হচ্ছে?

ਇਹ ਕਿਥੇ ਹੁੰਦੀ ਹੈ?

درد کہاں ہے؟

એ ક્યાં છે?

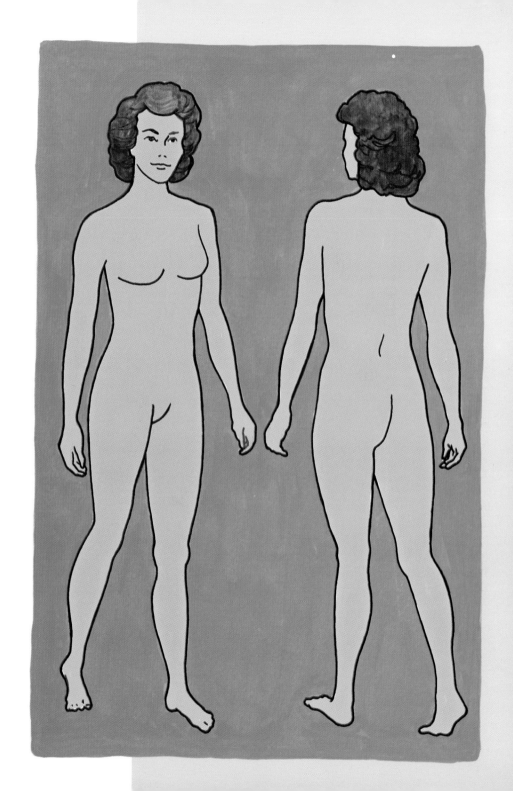

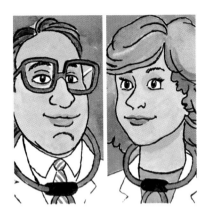

HOW LONG HAVE YOU HAD THE PAIN?

DEPUIS QUAND RESSENTEZ-VOUS LA DOULEUR?

SEIT WANN HABEN SIE DIE SCHMERZEN?

PER QUANTO TEMPO HA AVUTO IL DOLORE?

HACE CUANTO TIEMPO QUE TIENE EL DOLOR?

JAK DŁUGO ODCZUWASZ BÓL?

ΠΟΣΟ ΚΑΙΡΟ ΕΧΕΤΕ ΤΟΝ ΠΟΝΟ;

NE KADAR ZAMANDAN BERİ AĞRINIZ VAR?

你痛了多久？

منذ متى وانت تعاني من هذا الالم؟

आपको पीड़ा कब से है?

কতদিন ধরে আপনার এই ব্যথা হচ্ছে?

ਤੁਹਾਨੂੰ ਕਿੰਨੇ ਅਰਸੇ ਤੋਂ ਦਰਦ ਹੈ?

آپ کو کتنے عرصے سے درد ہے؟

કેટલા વખતથી આ દુખાવો આપને છે?

1 YEAR?	1 MONTH?	1 WEEK?
1 AN?	1 MOIS?	1 SEMAINE?
SEIT 1 JAHR?	1 MONAT?	1 WOCHE?
UN ANNO?	UN MESE?	UNA SETTIMANA?
1 ANO?	1 MES?	1 SEMANA?
1 ROK?	1 MIESIĄC?	1 TYDZIEŃ?
1 ΧΡΟΝΟ	1 ΜΗΝΑ	1 ΒΔΟΜΑΔΑ
1 SENE Mİ?	1 AY MI?	1 HAFTA MI?
一年	一個月	一個星期
سنة واحدة؟	شهر واحد؟	اسبوع واحد؟
1 वर्ष से?	1 महीने से?	1 सप्ताह से?
১ বৎসর?	১ মাস?	১ সপ্তাহ?
੧ ਸਾਲ?	੧ ਮਹੀਨਾ?	੧ ਹਫਤਾ?
ایک سال سے؟	ایک مہینے سے؟	ایک ہفتے سے؟
૧ વર્ષથી?	૧ માસથી?	૧ વીકથી?

1 DAY?	LESS THAN A DAY?
1 JOUR?	MOINS D'UN JOUR?
1 TAG?	WENIGER ALS EINEM TAG?
1 GIORNO?	MENO DI UN GIORNO?
1 DIA?	MENOS DE UN DIA?
1 DZIEŃ?	KRÓCEJ NIŻ DZIEŃ?
1 ΜΕΡΑ	ΛΙΓΟΤΕΡΟ ΑΠΟ ΜΙΑ ΜΕΡΑ
1 GÜN MÜ?	1 GÜNDEN DAHA AZ MI?
一天	少過一天
يوم واحد؟	أقل من يوم؟
1 दिन से?	1 दिन से कम?
১ দিন?	১ দিনের চেয়েও কম?
੧ ਦਿਨ?	੧ ਦਿਨ ਤੋਂ ਘੱਟ?
ایک دن سے؟	ایک دن سے کم؟
૧ દિવસ થી?	દિવસથીયે ઓછો સમય?

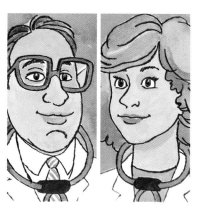

WHEN DO YOU GET THE PAIN?

QUAND AVEZ-VOUS MAL?

WANN TRETEN DIE SCHMERZEN AUF?

QUANDO LE VENGONO?

CUANDO LE DA EL DOLOR?

KIEDZ ODCZUWASZ BÓL?

ΠΟΤΕ ΑΙΣΘΑΝΕΣΤΕ ΤΟΝ ΠΟΝΟ;

A⁄RILARINIZ NE ZAMAN BAfiLIYOR?

你在什麼時候覺得痛？

متى تعاني من الالم؟

यह कब–कब होती है?

কখন থেকে আপনার এই ব্যথা হচ্ছে?

ਇਹ ਕਿਸ ਸਮੇਂ ਹੁੰਦੀ ਹੈ?

درد کب ہوتا ہے؟

તમને દુખાવો ક્યારે થાય છે?

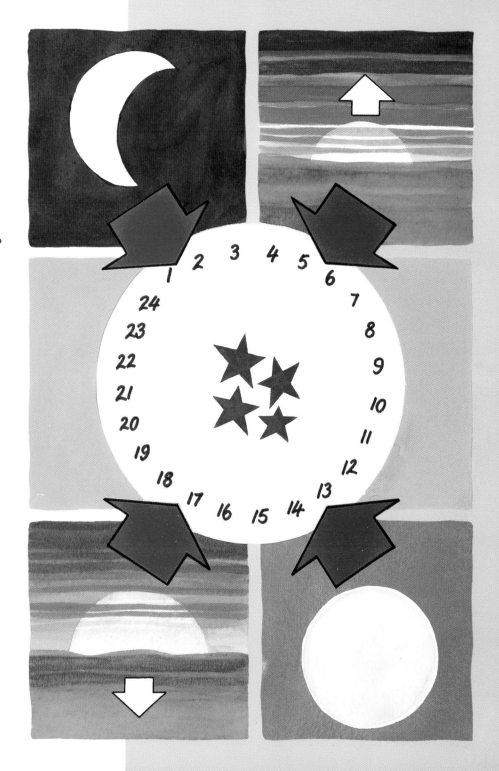

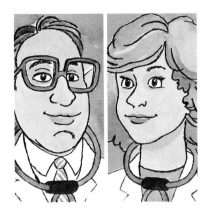

DOES THE PAIN MOVE LIKE THIS?

LA DOULEUR SE DEPLACE-T-ELLE AINSI?

BEWEGEN SICH DIE SCHMERZEN SO?

IL DOLORE, SI MUOVE COSI'?

EL DOLOR SE MUEVE EN ESTA FORMA?

CZY BÓL PRZESUWA SIĘ W TEN SPOSÓB?

ΜΗΠΩΣ ΜΕΤΑΚΙΝΕΙΤΑΙ Ο ΠΟΝΟΣ ΟΠΩΣ ΑΥΤΟ;

AĞRILARINIZ BÖYLE YER DEĞİŞTİRİYOR MU?

痛是否像這樣轉動？

هل ينتقل الالم هكذا ؟

क्या पीड़ा इस ढंग से घूमती है?

ব্যথা কি এভাবে ঘুরছে?

ਕੀ ਇਹ ਪੀੜ ਇਸ ਤਰ੍ਹਾਂ ਚਲਦੀ ਹੈ?

کیا تکلیف اس طرف بڑھتی ہے ؟

દુખાવો આ રીતે ફરે છે કે?

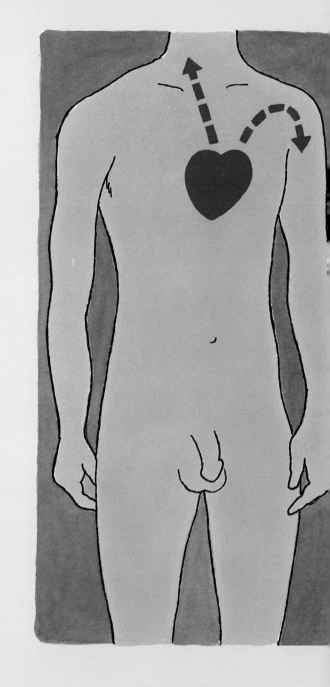

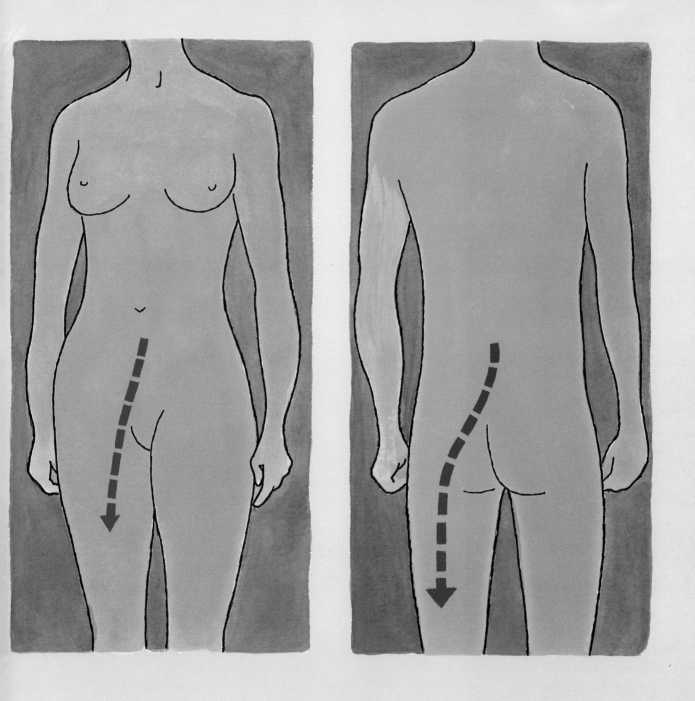

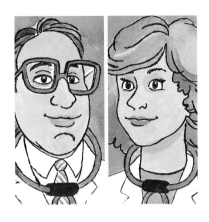

WHAT MAKES THE PAIN WORSE?

QUAND EST-ELLE PLUS FORTE?

WODURCH VERSCHLIMMERN SICH DIE SCHMERZEN?

QUANDO DIVENTA PIU' FORTE?

CUANDO ES MAS FUERTE?

CO POGARSZA BÓL?

ΤΙ ΚΑΝΕΙ ΤΟΝ ΠΟΝΟ ΝΑ ΧΕΙΡΟΤΕΡΕΥΕΙ;

AĞRILARINIZI ARTIRAN ŞEYLER NELERDİR?

什麼東西會使痛轉壞 ?

ما الذي يجعل الالم اكثر سوءً؟

इसके बुरा होने के क्या कारण हैं?

আপনার ব্যথা কি দ্বারা বেশী হয়?

ਇਹ ਕਿਸ ਚੀਜ਼ ਨਾਲ ਬੱਧਦੀ ਹੈ?

کس چیز سے تکلیف زیادہ ہوتی ہے؟

દુખાવો શાનાથી ઉગ્ર બને છે?

HEAT?
QUAND IL FAIT CHAUD?
HITZE?
QUANDO FA' CALDO?
CUANDO HACE CALOR?
CIEPŁO?
ΘΕΡΜΑΝΣΗ;
SICAK?

熱力
الحرارة؟
गर्मी?
গরম?
ਗਰਮੀ?
گرمی سے؟
ગરમી

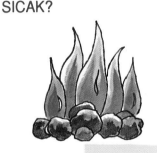

COLD?
QUAND IL FAIT FROID?
KÄLTE?
QUANDO FA FREDDO?
CUANDO HACE FRIO?
ZIMNO?
ΚΡΥΟ;
SOĞUK?

低溫
البرد؟
सर्दी?
ঠান্ডা?
ਸਰਦੀ?
سردی سے؟
ઠંડી

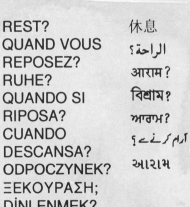

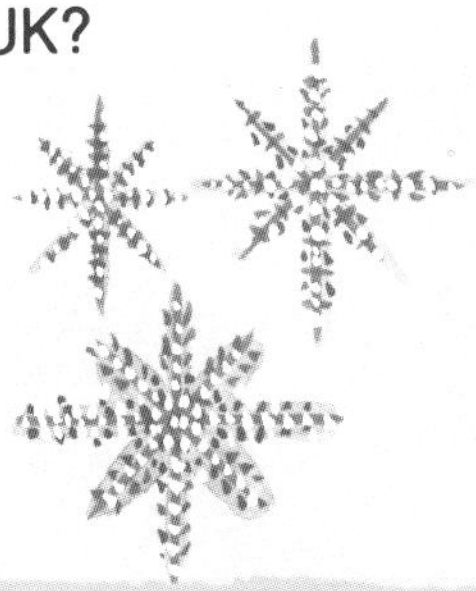

EXERCISE?
QUAND VOUS REMUEZ?
BEWEGUNG?
QUANDO SI MUOVE?
DURANTE EJERCICIOS?
ĆWICZENIA?
ΑΣΚΗΣΗ;
EKSERSİZ?

運動
التمرين؟
कसरत?
ব্যায়াম?
ਕਸਰਤ?
ورزش سے؟
કસરત

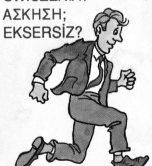

REST?
QUAND VOUS REPOSEZ?
RUHE?
QUANDO SI RIPOSA?
CUANDO DESCANSA?
ODPOCZYNEK?
ΞΕΚΟΥΡΑΣΗ;
DİNLENMEK?

休息
الراحة؟
आराम?
বিশ্রাম?
ਆਰਾਮ?
آرام کرنے سے؟
આરામ

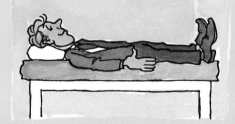

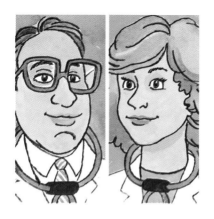

WHAT MAKES THE PAIN WORSE?

QUAND EST-ELLE PLUS FORTE?

WODURCH VERSCHLIMMERN SICH DIE SCHMERZEN?

QUANDO DIVENTA PIU' FORTE?

CUANDO ES MAS FUERTE?

CO POGARSZA BÓL?

TI KANEI TON ΠΟΝΟ NA XEIPOTEPEYEI;

AĞRILARINIZI ARTIRAN ŞEYLER NELERDİR?

什麼東西會使痛轉壞？

ما الذي يجعل الالم اكثر سوءً؟

इसके बुरा होने के क्या कारण हैं?

আপনার ব্যথা কি দ্বারা বেশী হয়?

ਇਹ ਕਿਸ ਚੀਜ਼ ਨਾਲ ਬੱਧਦੀ ਹੈ?

کس چیز سے تکلیف زیادہ ہوتی ہے؟

દુખાવો શાનાથી ઉગ્ર બને છે?

FOOD?

QUAND VOUS MANGEZ?

BESTIMMTE NAHRUNGSMITTEL?

QUANDO MANGIA?

CUANDO COME?

JEDZENIE?

ΤΡΟΦΗ;

YEMEK?

食物

الطعام؟

खाना?

খাদ্য?

ਖਾਣਾ?

کھانے؟

ખોરાક

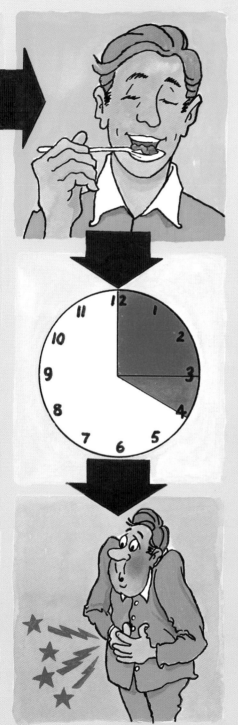

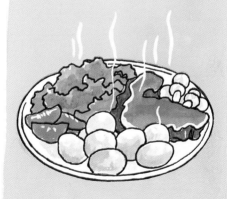

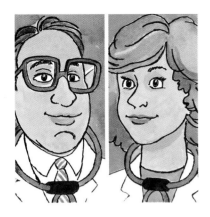

WHAT MAKES THE PAIN WORSE?

QUAND EST-ELLE PLUS FORTE?

WODURCH VERSCHLIMMERN SICH DIE SCHMERZEN?

QUANDO DIVENTA PIU' FORTE?

CUANDO ES MAS FUERTE?

CO POGARSZA BÓL?

TI KANEI TON ΠΟΝΟ NA XEIPOTEPEYEI;

AĞRILARINIZI ARTIRAN ŞEYLER NELERDİR?

什麼東西會使痛轉壞？

ما الذي يجعل الالم اكثر سوءً؟

इसके बुरा होने के क्या कारण हैं?

আপনার ব্যথা কি দ্বারা বেশী হয়?

ਇਹ ਕਿਸ ਚੀਜ਼ ਨਾਲ ਬੱਧਦੀ ਹੈ?

کس چیز سے تکلیف زیادہ ہوتی ہے؟

દુખાવો શાનાથી ઉગ્ર બને છે?

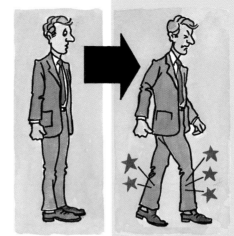

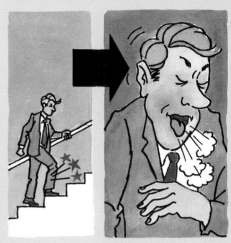

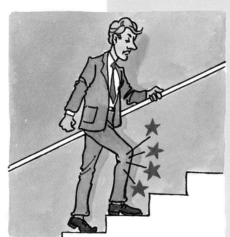

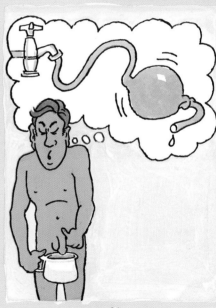

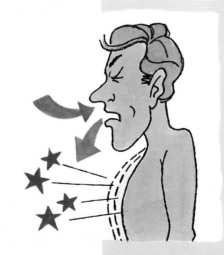

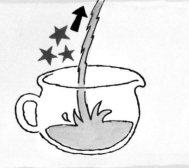

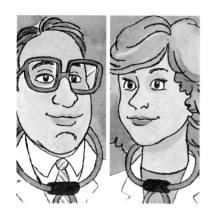

GENERAL QUESTIONS
QUESTIONS GENERALES
ALLGEMEINE FRAGEN
DOMANDE GENERALI
PREGUNTAS GENERALES
PYTANIA OGÓLNE
ΓΕΝΙΚΕΣ ΕΡΩΤΗΣΕΙΣ
GENEL SORULAR

普通問題：

اسئلة عامة

आम प्रश्न

সাধারণ প্রশ্নমালা

ਆਮ ਸਵਾਲ

عام سوالات

સામાન્ય પ્રશ્નો

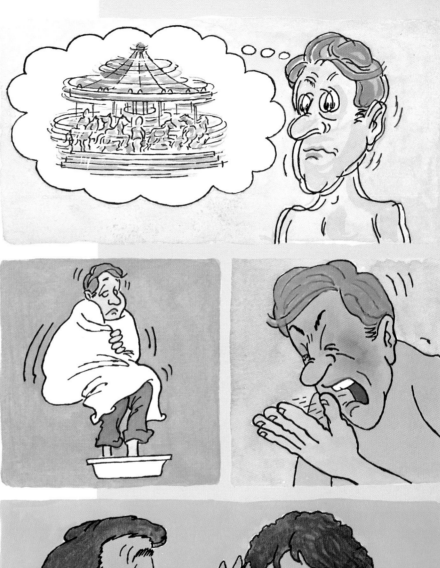

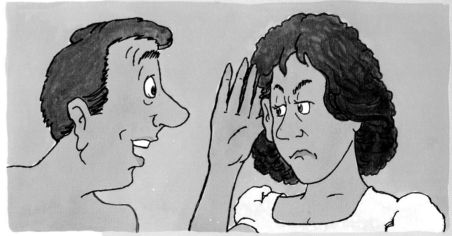

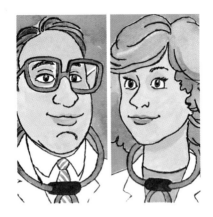

DO YOU TAKE AS A MEDICINE?

PRENEZ-VOUS L'UN DES MEDICAMENTS SUIVANTS?

NEHMEN SIE FOLGENDES MEDIKAMENT EIN?

PRENDE LE SEGUENTI MEDICINE?

QUE MEDICINAS TOMA?

CZY ZAŻYWASZ JAKO LEKARSTWO?

ΤΟ ΠΑΙΡΝΕΤΕ ΣΑΝ ΦΑΡΜΑΚΟ;

BUNU İLAÇ OLARAK MI ALIYORSUNUZ?

你有否服藥？

هل تتناول كأدوية؟

क्या आप दवाई के रूप में लेते हैं?

আপনি কি ঔষধ হিসাবে খান?

ਕੀ ਤੁਸੀਂ ਇਹ ਦਵਾਈ ਦੇ ਤੌਰ ਤੇ ਖਾਂਦੇ ਹੋ?

کیا آپ اسے بطور دوا استعمال کرتی / کرتے ہیں؟

આપ એ દવા તરીકે લો છો?

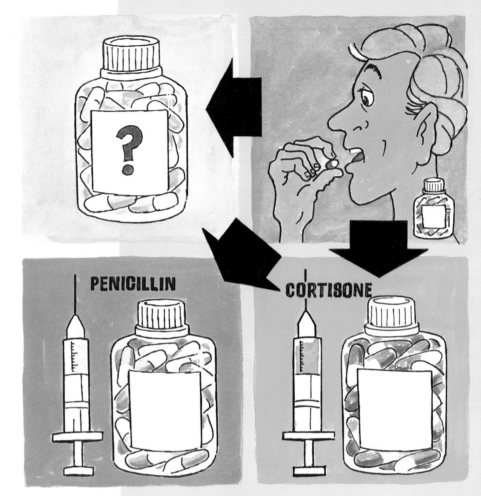

PENICILLIN
CORTISONE

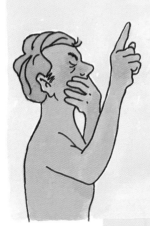

HAVE YOU AN ALLERGY TO ANY OF THESE?
ETES-VOUS ALLERGIQUE A?
SIND SIE ALLERGISCH GEGEN?
E' ALLERGICO A
ES ALERGICO A UNO DE ESTOS?
CZY MASZ BOLESNE MIESIĄCZKI?
ΕΙΣΤΕ ΑΛΛΕΡΓΙΚΟΣ ΣΕ ΚΑΠΟΙΟ ΑΠΟ ΑΥΤΑ;
BUNLARIN HERHANGİ BİRİSİNE KARŞI ALERSİNİZ VARMI?
你對這些是否敏感？
هل عندك حساسية تجاه اي من هذه الاشياء؟
क्या आपको इन में से किसी के प्रति एलर्जी (शरीर का किसी वस्तु को अपना न पाना और इसके कारण अजीब क्रियाएँ होना) है?
আপনার কি কোনটির ব্যাপারে এলার্জি আছে?
ਕੀ ਤੁਹਾਨੂੰ ਇਹਨਾਂ ਵਿਚੋਂ ਕੋਈ ਉਲਟਾ ਅਸਰ ਕਰਦੀ ਹੈ?
کیا آپ کو ان میں سے کسی سے کوئی ردعمل (ALLERGY) ہوتا ہے؟
આમાંથી કોઈ એક માટે આપને અભાવ (એલર્જી) છે કે ?

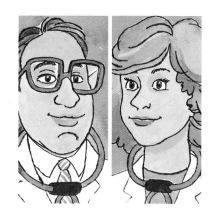

GENERAL QUESTIONS

QUESTIONS GENERALES

ALLGEMEINE FRAGEN

DOMANDE GENERALI

PREGUNTAS GENERALES

PYTANIA OGÓLNE

ΓΕΝΙΚΕΣ ΕΡΩΤΗΣΕΙΣ

GENEL SORULAR

普通問題：

اسئلة عامة

आम प्रश्न

সাধারণ প্রশ্নমালা

ਆਮ ਸਵਾਲ

عام سوالات

સામાન્ય પ્રશ્નો

ARE YOU A DIABETIC?
ÊTES-VOUS DIABÉTIQUE?
SIND SIE DIABETIKER?
SOFFRE DI DIABETE?
¿ES USTED DIABETICO/A?
CZY JESTEŚ CUKRZYKIEM?
ΕΙΣΤΕ ΔΙΑΒΗΤΙΚΟΣ;
ŞEKERİNİZ VAR MI?

你是否有糖尿病？
هل انت مصاب بمرض الصرع؟
क्या आपको मधुमय (डायबैटिक) हैं?
আপনার কি ডায়াবেটিস আছে?
ਕੀ ਤੁਸੀਂ ਡਾਇਬੈਟਿਕ (ਸ਼ੂਗਰ ਦੇ ਮਰੀਜ਼) ਹੋ?
کیا آپ کو ذیابیطس ہے؟
તમે મધુપ્રમેહના દરદી છો?

INSULIN

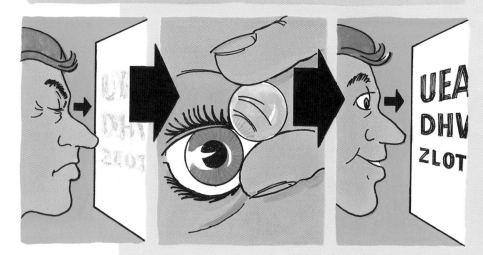

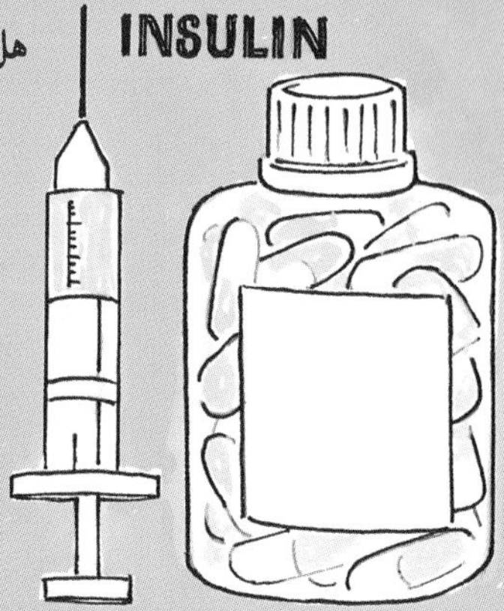

ARE YOU EPILEPTIC?
SOUFFREZ-VOUS D'EPILEPSIE?
SIND SIE EPILEPTISCH?
SOFFRE DI EPILESSIA?
SUFRE USTED DE EPILEPSIA?
CZY CIERPISZ NA EPILEPSJĘ?
ΕΙΣΤΕ ΕΠΙΛΗΠΤΙΚΟΣ;
SARANIZ VAR MI?

你是否有癲癇（發羊吊）病？
هل انت مصاب بداء السكري؟
क्या आपको मिरगी पड़ती है?
আপনি কি মৃগীরোগী?
ਕੀ ਤੁਹਾਨੂੰ ਮਿਰਗੀ ਪੈਂਦੀ ਹੈ?
کیا آپ پر مرگی کا دورہ پڑتا ہے؟
આપને વાઈનું દરદ છે ખરું ?

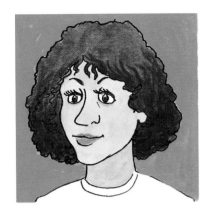

FOR THE WOMAN
POUR LA FEMME
FUR DIE FRAU
PER LE SIGNORE
PARA SENORAS
DLA KOBIETY
ΓΙΑ ΤΗ ΓΥΝΑΙΚΑ
KADINLAR İÇİN
問女性：
للمرأة
स्त्रियों के लिए
মহিলাদের জন্য
ਜਨਾਨੀਆਂ ਲਈ
عورتوں کے لئے
સ્ત્રી માટે

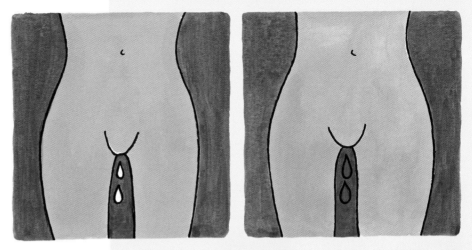

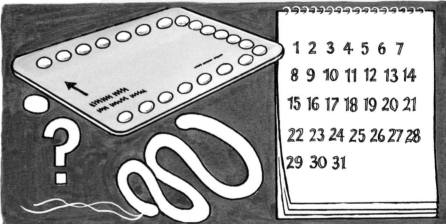

DO YOU HAVE HEAVY PERIODS?
AVEZ-VOUS DE FORTES MENSTRUATIONS?
IST IHRE PERIODE STARK?
HA DELLE FORTI MESTRUAZIONI?
TIENE USTED PERIODOS MUY FUERTES?
CZY MASZ BOLESNE MIESIĄCZKI?
ΕΙΝΑΙ Η ΠΕΡΙΟΔΟΣ ΣΑΣ ΒΑΡΙΑ;
ADET GÖRÜRKEN FAZLA KAN GELİYOR MU?
你的月經量是否重？
هل عادتك الشهرية شاقة او صعبة؟
क्या आपको भारी मात्रा में माहवारी आती है?
আপনার মাসিক কি খুব বেশী হয়?
ਕੀ ਤੁਹਾਨੂੰ ਜਿਆਦਾ ਮਾਹਵਾਰੀ ਆਉਂਦੀ ਹੈ?
کیا آپ کو زیادہ ماہواری آتی ہے؟
આપને વધુ માસિક (પિરિયડ) આવે છે?

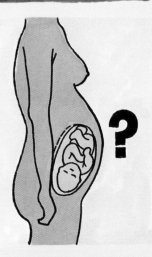

ONE, TWO, THREE, FOUR, FIVE, SIX,SEVEN, EIGHT, NINE, TEN, ELEVEN, TWELVE, THIRTEEN, FOURTEEN, FIFTEEN, SIXTEEN, SEVENTEEN, EIGHTEEN, NINETEEN, TWENTY, THIRTY, FORTY, FIFTY, SIXTY, SEVENTY, EIGHTY, NINETY, ONE HUNDRED, ONE THOUSAND.

UN, DEUX, TROIS, QUATRE, CINQ, SIX, SEPT, HUIT, NEUF, DIX, ONZE, DOUZE, TREIZE, QUATORZE, QUINZE, SEIZE, DIX-SEPT, DIX-HUIT, DIX-NEUF, VINGT, TRENTE, QUARANTE, CINQUANTE, SOIXANTE, SOIXANTE-DIX, QUATRE-VINGT, QUATRE-VINGT-DIX, CENT, MILLE.

EINS, ZWEI, DREI, VIER, FÜNF, SECHS, SIEBEN, ACHT, NEUN, ZEHN, ELF, ZWÖLF, DREIZEHN, VIERZEHN, FÜNFZEHN, SECHZEHN, SIEBZEHN, ACHTZEHN, NEUNZEHN, ZWANZIG, DREIßIG, VIERZIG, FÜNFZIG, SECHZIG, SIEBZIG, ACHTZIG, NEUNZIG, HUNDERT, TAUSEND.

UNO, DUE, TRE, QUATTRO, CINQUE, SEI, SETTE, OTTO, NOVE, DIECI, UNDICI, DODICI, TREDICI, QUATTORDICI, QUINDICI, SEDICI, DICIASSETTE, DICIOTTO, DICIANNOVE, VENTI, TRENTA, QUARANTA, CINQUANTA, SESSANTA, SETTANTA, OTTANTA, NOVANTA, CENTO, MILLE.

UNO, DOS, TRES, CUATRO, CINCO, SEIS, SIETE, OCHO, NUEVE, DIEZ, ONCE, DOCE, TRECE, CATORCE, QUINCE, DIECISEIS, DIECISIETE, DIECIOCHO, DIECINUEVE, VEINTE, TREINTA, CUARENTA, CINCUENTA, SESENTA, SETENTA, OCHENTA, NOVENTA, CIEN, MIL.

JEDEN, DWA, TRZY, CZTERY, PIĘĀ, SZEŚĀ, SIEDEM, OSIEM, DZIEWIĘĀ, DZIESIĘĀ, JEDENAŚCIE, DWANAŚCIE, TRZYNAŚCIE, CZTERNAŚCIE, PIĘTNAŚCIE, SZESNAŚCIE, SIEDEMNAŚCIE, OSIEMNAŚCIE, DZIEWIĘTNAŚCIE, DWADZIEŚCIA, TRZYDZIEŚCI, CZTERDZIEŚCI, PIĘĀDZIESIĄT, SZEŚĀDZIESIĄT, SIEDEMDZIESIĄT, OSIEMDZIESIĄT, DZIEWIĘĀDZIESIĄT, STO, TYSIĄC.

ΕΝΑ, ΔΥΟ, ΤΡΙΑ, ΤΕΣΣΕΡΑ, ΠΕΝΤΕ, ΕΞΙ, ΕΠΤΑ, ΟΚΤΩ, ΕΝΝΕΑ, ΔΕΚΑ, ΕΝΔΕΚΑ, ΔΩΔΕΚΑ, ΔΕΚΑΤΡΙΑ, ΔΕΚΑΤΕΣΣΕΡΑ, ΔΕΚΑΠΕΝΤΕ, ΔΕΚΑΕΞΙ, ΔΕΚΑΕΠΤΑ, ΔΕΚΑΟΚΤΩ, ΔΕΚΑΕΝΝΕΑ, ΕΙΚΟΣΙ, ΤΡΙΑΝΤΑ, ΣΑΡΑΝΤΑ, ΠΕΝΗΝΤΑ, ΕΞΗΝΤΑ, ΕΒΔΟΜΗΝΤΑ, ΟΓΔΟΝΤΑ, ΕΝΕΝΗΝΤΑ, ΕΚΑΤΟ, ΧΙΛΙΑ.

BİR, İKİ, ÜÇ, DÖRT, BEŞ, ALTI, YEDİ, SEKİZ, DOKUZ, ON, ONBİR, ONİKİ, ONÜÇ, ONDÖRT, ONBEŞ, ONALTI, ONYEDİ, ONSEKİZ, ONDOKUZ, YİRMİ, OTUZ, KIRK, ELLİ, ALTMIŞ, YETMİŞ, SEKSEN, DOKSAN, YÜZ, BİN.

一、二、三、四、五、六、七、八、九、十、十一、十二、十三、十四、十五、十六、十七、十八、十九、二十、三十、四十、五十、六十、七十、八十、九十、一百、一千。

واحد، اثنين، ثلاثة، اربعة، خمسة، ستة، سبعة، ثمانية، تسعة، عشرة، أحد عشر، إثنتا عشر، ثلاثة عشر، اربعة عشر، خمسة عشر، ستة عشر، سبعة عشر، ثمانية عشر، تسعة عشر، عشرون، ثلاثون، اربعون، خمسون، ستون، سبعون، ثمانون، تسعون، مئة، الف.

एक, दो, तीन, चार, पाँच, छः, सात, आठ, नौ, दस, ग्यारह, बारह, तेरहां, चौदह, पंद्रह, सोलह, सतराह, अठराह, उन्नीस, बीस, तीस, चालीस, पचास, साठ, सत्तर, अॅस्सी, नवे, एक सौ,

এক, দুই, তিন, চার. পাঁচ, ছয়, সাত, আট, নয়, দশ, এগার, বার, তের, চৌদ্দ, পনের, ষোল, সতের, আঠার, উনিশ, বিশ, তিরিশ, চল্লিশ, পঞ্চাশ, ষাট, সত্তর, আশি, নব্বই, একশ, এক হাজার।

ਇਕ, ਦੋ, ਤਿੰਨ, ਚਾਰ, ਪੰਜ, ਛੇ, ਸੱਤ, ਅੱਠ, ਨੌਂ, ਦਸ, ਗਿਆਰਾਂ, ਬਾਰਾਂ, ਤੇਰ੍ਹਾਂ, ਚੌਦਾਂ, ਪੰਦਰ੍ਹਾਂ, ਸੋਲ੍ਹਾਂ, ਸਤਾਰਾਂ, ਅਠਾਰ੍ਹਾਂ, ਉੱਨੀ, ਵੀਹ, ਤੀਹ, ਚਾਲੀ, ਪੰਜਾਹ, ਸੱਠ, ਸੱਤਰ, ਅੱਸੀ, ਨੱਬੇ, ਇੱਕ ਸੌ, ਇੱਕ ਹਜ਼ਾਰ।

ایک، دو، تین، چار، پانچ، چھ، سات، آٹھ، نو، دس، گیارہ، بارہ، تیرہ، چودہ، پندرہ، سولہ، سترہ، اٹھارہ، انیس، بیس، تیس، چالیس، پچاس، ساٹھ، ستر، اسی، نوے، ایک سو، ایک ہزار۔

એક, બે, ત્રણ, ચાર, પાંચ, છ, સાત, આઠ, નવ, દસ, અગિયાર, બાર, તેર, ચૌદ, પંદર, સોળ, સત્તર, અઢાર, ઓગણીસ, વીસ, ત્રીસ, ચાળીસ, પચાસ, સાઠ, સિત્તેર, એંસી, નેવું, એકસો, એક હજાર.

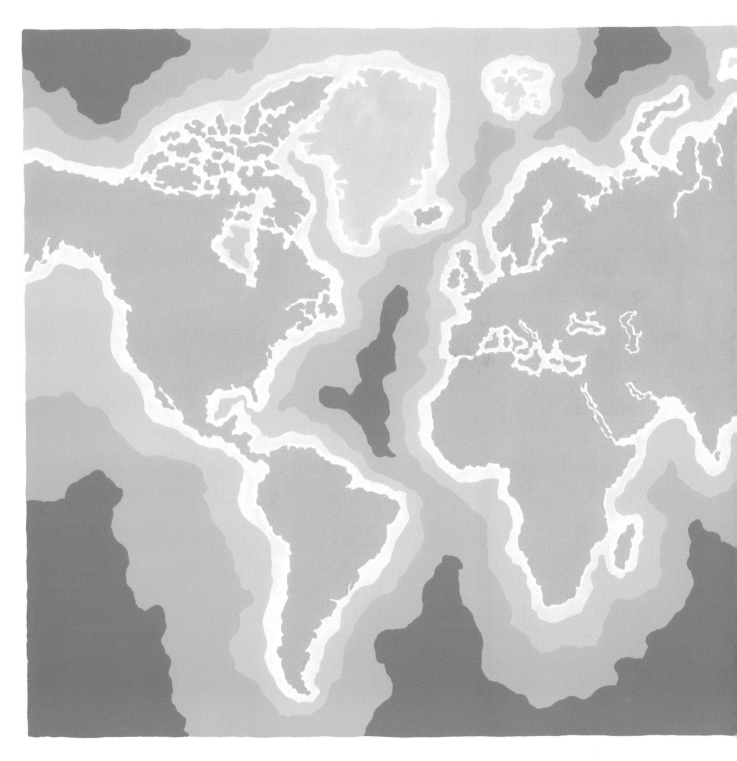

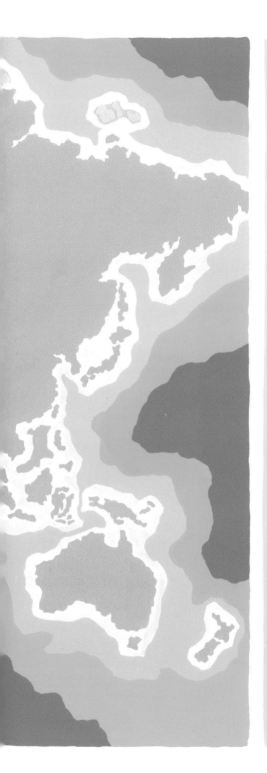

WHERE WERE YOU BORN?
OU ÊTES-VOUS NE?
WO SIND SIE GEBOREN?
QUAL È IL SUO LUOGO DI NASCITA?
LUGAR DE NACIMIENTO?
GDZIE SIĘ URODZIŁEŚ?
ΠΟΥ ΓΕΝΝΗΘΗΚΑΤΕ;
DOĞUM YERİNİZ?

你在那裡出生？
أين ولدت؟
आप कहाँ पैदा हुए थे?
আপনি কোথায় জন্মগ্রহণ করেছেন?
ਤੁਸੀਂ ਕਿੱਤੇ ਜੰਮੇ (ਪੈਦਾ ਹੋਏ) ਸੀ?
آپ کہاں پیدا ہوئے تھے؟
તમારો જન્મ ક્યાં થયો હતો?

HAVE YOU BEEN ABROAD RECENTLY?
ETES-VOUS ALLE A L'ETRANGER RECEMMENT?
WAREN SIE IN LETZTER ZEIT IM AUSLAND?
È STATO/STATA ALL'ESTERO DI RECENTE?
¿HA ESTADO EN EL EXTRANJERO RECIENTEMENTE?
CZY BYŁEŚ OSTATNIO ZA GRANICĄ?
ΕΧΕΤΕ ΠΑΕΙ ΣΤΟ ΕΞΩΤΕΡΙΚΟ ΤΕΛΕΥΤΑΙΑ;
SON ZAMANLARDA ÜLKE DIIŞINDA BULUNDUNUZMU?

你最近曾否到外地旅行？
هل سافرت الى الخارج مؤخراً؟
क्या आप हाल ही में विदेश का दौरा कर के आए हैं
আপনি কি সম্প্রতি বিদেশ ছিলেন?
ਕੀ ਤੁਸੀਂ ਹਾਲ ਹੀ ਵਿੱਚ ਵਿਦੇਸ਼ ਗਏ ਹੋ?
کیا آپ حال ہی میں ملک سے باہر گئے ہیں؟
હમણાં હમણાં તમે દરિયાપોર ગયા હતા?

WHICH COUNTRY DID YOU VISIT?
QUEL PAYS AVEZ-VOUS VISITÉ?
IN WELCHES LAND SIND SIE GEREIST?
IN QUALE PAESE SIETE STATO/STATA?
¿QUEPAIS VISITO?
JAKI KRAJ ODWIEDZIŁEŚ?
ΠΟΙΑ ΧΩΡΑ ΕΠΙΣΚΕΦΘΗΚΑΤΕ;
HANGİ ÜKKEYE GİTTİNİZ?

你探訪那個國家？
ماهو البلد الذي زرته؟
आप कौन–से देश का दौरा कर के आए हैं?
আপনি কোন দেশ ভ্রমণ করেছেন?
ਤੁਸੀਂ ਕਿਸ ਦੇਸ਼ ਦੀ ਸੈਰ ਲਈ ਗਏ ਸੀ?
کون سے ملک میں آپ گئے تھے؟
ક્યા દેશમાં ફરવા ગયા હતા?

WERE YOU IN CONTACT WITH ANYONE WHO HAD AN INFECTIOUS DISEASE?
AVEZ-VOUS EU UN CONTACT AVEC QUELQU'UN QUI AVAIT UNE MALADIE INFECTIEUSE?
KAMEN SIE MIT EINER PERSON IN BERÜHRUNG, DIE EINE ANSTECKENDE KRANKHEIT HATTE?
È STATO/STATA IN CONTATTO CON QUALCUNO CHE AVEVA UNA MALATTIA INFETTIVA?
¿ESTUVO EN CONTACTO CON ALGUIEN QUE TUVIERA UNA ENFERMEDAD INFECCIOSA?
CZY MIAŁEŚ STYCZNOŚĆ Z OSOBĄ CHORĄ NA CHOROBĘ ZAKAŹNĄ?
ΗΛΘΑΤΕ ΣΕ ΕΠΑΦΗ ΜΕ ΚΑΠΟΙΟΝ ΠΟΥ ΕΙΧΕ ΜΕΤΑΔΟΤΙΚΗ ΑΣΘΕΝΕΙΑ;
BULAŞICI HASTALИ OLAN HER HANGİ BİR KİĞİYLE TEMAS ETTİNİZ Mİ?

你曾否與患傳染病人接觸？
هل كنت على اتصال مع اي شخص ممن لديه مرض معدي؟
क्या आपने ऐसे किसी व्यक्ति से सम्पर्क किया जिसे संक्रामक रोग था?
আপনি কি কোন সংক্রামিত রোগীর সংস্পর্শে এসেছেন?
ਕੀ ਤੁਸੀਂ ਕਿਸੇ ਇਹੋ ਜਿਹੇ ਬੰਦੇ ਦੇ ਸੰਪਰਕ ਵਿੱਚ ਰਹੇ ਹੋ ਜਿਸ ਨੂੰ ਕੋਈ ਛੂਤ ਦੀ ਬਿਮਾਰੀ ਹੋਵੇ?
کیا آپ کسی ایسے سے رابطہ رہا جسے کوئی چھوت والی بیماری ہو؟
તમે ચેપી રોગ ધરાવનાર કોઈ વ્યક્તિના સંસર્ગમાં આવેલા ખરા કે?

PARTS OF THE BODY-
1. SPINAL COLUMN. BACKBONE. 2. LIVER. 3. ARM. 4. STOMACH. 5. ELBOW. 6. ABDOMEN. 7. FOREARM. 8. WRIST. 9. HAND. 10. FINGERNAIL. 11. THIGH. 12. KNEE. 13. CALF. 14. ANKLE. 15. FOOT. 16. LUNG. 17. HEART. 18. RIB. 19.BONE. 20. INTESTINE. 21. MUSCLE. 22. PELVIS. 23. BLADDER. 24. FINGER. 25. KNEE-CAP. 26. NERVE. 27. SOLE OF THE FOOT.

LES PARTIES DU CORPS -
1. COLONNE VERTÉBRALE, ÉPINE DORSALE. 2. FOIE. 3. BRAS. 4. ESTOMAC. 5. COUDE. 6. ABDOMEN. 7. AVANT-BRAS. 8. POIGNET. 9. MAIN. 10. ONGLE. 11. CUISSE. 12. GENOU. 13. MOLLET. 14. CHEVILLE. 15. PIED. 16. POUMON. 17. COEUR. 18. CÔTE. 19. OS. 20. INTESTIN. 21. MUSCLE. 22. BASSIN. 23. VESSIE. 24. DOIGT. 25. ROTULE. 26. NERF. 27. PLANTE DU PIED.

KÖRPERTEILE -
1. WIRBELSÄULE, RÜCKGRAT. 2. LEBER. 3. ARM. 4. MAGEN. 5. ELLBOGEN. 6. UNTERLEIB. 7. UNTERARM. 8. HANDGELENK. 9. HAND. 10. FINGERNAGEL. 11. OBERSCHENKEL. 12. KNIE. 13. WADE. 14. FUßGELENK. 15. FUß. 16. LUNGE. 17. HERZ. 18. RIPPE. 19. KNOCHEN. 20. DARM. 21. MUSKEL. 22. BECKEN. 23. BLASE. 24. FINGER. 25. KNIESCHEIBE. 26. NERV. 27. FUßSOHLE.

PARTI DEL CORPO -
1. COLONNA VERTEBRALE, SPINA DORSALE. 2. FEGATO. 3. BRACCIO. 4. STOMACO. 5. GOMITO 6. ADDOME. 7. AVAMBRACCIO 8. POLSO. 9. MANO. 10. UNGHIA. 11. COSCIA. 12. GINOCCHIO. 13. POLPACCIO. 14. CAVIGLIA. 15. PIEDE. 16. POLMONE. 17 CUORE. 18. COSTOLA. 19. OSSO 20. INTESTINO. 21. MUSCOLO. 22. PELVI. 23. VESCICA. 24. DITO 25. ROTULA. 26. NERVO. 27. PIANTA DEL PIEDE.

CZĘŚCI CIAŁA —
1. KRĘGOSŁUP. 2.WĄTROBA. 3. RAMIĘ. 4. ŻOŁĄDEK. 5. ŁOKIEĆ. 6. BRZUCH. 7. PRZEDRAMIĘ. 8. NADGARSTEK. 9. RĘKA. 10. PAZNOKIEĆ. 11. UDO. 12. KOLANO. 13. ŁYDKA. 14. KOSTKA. 15. STOPA. 16. PŁUCO. 17. SERCE. 18. ŻEBRO. 19. KOŚĆ. 20. JELITO. 21. MIĘSIEŃ. 22. MIEDNICA. 23. PĘCHERZ. 24. PALEC. 25. RZEPKA. 26. NERW. 27. PODESZWA STOPY.

ΜΕΡΗ ΤΟΥ ΣΩΜΑΤΟΣ -
1. ΣΠΟΝΔΥΛΙΚΗ ΣΤΗΛΗ, ΡΑΧΟΚΟΚΑΛΙΑ. 2. ΣΥΚΩΤΙ. 3. ΒΡΑΧΙΟΝΑΣ. 4. ΣΤΟΜΑΧΙ. 5. ΑΓΚΩΝΑΣ. 6. ΚΟΙΛΙΑ. 7. ΠΗΧΥΣ ΒΡΑΧΙΟΝΑ. 8. ΚΑΡΠΟΣ. 9. ΧΕΡΙ. 10. ΟΝΥΧΑΣ. 11. ΜΗΡΟΣ. 12. ΓΟΝΑΤΟ. 13. ΚΝΗΜΗ. 14. ΑΣΤΡΑΓΑΛΟΣ. 15. ΠΟΔΙ. 16. ΠΝΕΥΜΟΝΑΣ. 17. ΚΑΡΔΙΑ. 18. ΠΛΕΥΡΟ. 19. ΚΟΚΑΛΟ. 20. ΕΝΤΕΡΟ. 21. ΜΥΣ (ΠΟΝΤΙΚΙΑ). 22. ΛΕΚΑΝΗ. 23. ΚΥΣΤΗ. 24. ΔΑΚΤΥΛΟ. 25.ΕΠΙΓΟΝΑΤΙΔΑ. 26. ΝΕΥΡΟ. 27. ΠΑΤΟΥΣΑ.

VÜCU DUN BÖLÜMLER-
1. OMURGA. BEL KEMİĞİ. 2. KARACİĞER. 3. KOL. 4. MİDE. 5. DİRSEK. 6. KARIN. 7. KOL. 8. BİLEK. 9. EL. 10. TIRNAK. 11. BUT. 12. DİZ. 13. BALDIR. 14. AYAK BİLEĞİ. 15. AYAK. 16. AKCİĞER. 17. KALP. 18. KABURGA. 19. KEMİK. 20. BARSAK. 21. ADALEĞKAS. 22. KALÇA KUŞAM. 23. İDRAR KESESİ. 24. PARMAK. 25. DİZ KAPAĞI. 26. SİNİR. 27. AYAK TABANI.

肢體：1.脊骨 2.肝 3.臂 4.胃5.肘 6.腹 7.前臂 8.腕 9.手 10.指甲 11.大腿 12.膝 13.腿肚 14.踝15.腳 16.肺 17.心 18.肋骨 19.骨20.腸 21.肌肉 22.骨盆 23.膀胱 24.手指 25.膝蓋 26.神經 27.腳掌

शरीर के अंग – 1. रीढ़ की हड्डी। 2. कलेजा। 3. बाजू। 4. पेट। 5. कोहनी। 6. कमर। 7. बाजू का अगला भाग। 8. कलाई। 9. हाथ। 10. नाखून। 11. जंघा। 12. घुटना। 13. पिन्नी। 14. नली। 15. पाँव। 16. फेफड़ा। 17. हृदय। 18. पसली। 19. हड्डी। 20. आँत। 21. मास। 22. कूल्हा। 23. मूत्राशय। 24. अँगुली। 25. घुटने की चक्की। 26. नस। 27. पाँव का तला।

শরীরের অংশ—1. সুষুম্নাকান্ড (স্পাইনাল কলাম), মেরুদন্ড 2.যকৃত (লিভার) 3. বাহু 4. পাকস্থলী 5. কনুই 6. পরিপাক যন্ত্রাদিসহ উদর 7.কনুই থেকে কব্জি বা আঙ্গুলের ডগা পর্যন্ত 8. কব্জি 9. হাত 10. হাতের নখ 11. উরু 12. হাঁটু 13. পায়ের ডিমা 14. পায়ের গাঁট 15. পা 16. ফুসফুস 17. হৃদপিন্ড 18. বক্ষ পিঞ্জরা 19. হাড় 20. অন্ত্র (ইন্টেষ্টাইন) 21. মাংসপেশী 22. শ্রোণী (পেলভিস) 23. মূত্র থলি 24. আঙ্গুল 25. হাঁটুর আবরণ / ক্যাপ / বল 26. স্নায়ু 27. পায়ের তলা

ਸ਼ਰੀਰ ਦੇ ਹਿੱਸੇ–1. ਰੀੜ੍ਹ ਦੀ ਹੱਡੀ, ਕਾਲਮ, ਪਿੱਠ ਦੀ ਹੱਡੀ. 2. ਜਿਗਰ. 3. ਬਾਂਹ. 4. ਮਿਹਦਾ. 5. ਕੂਹਨੀ. 6. ਢਿੱਡ. 7. ਬਾਂਹ ਦਾ ਅਗਲਾ ਹਿੱਸਾ. 8. ਕਲਾਈ. 9. ਹੱਥ. 10. ਹੱਥ ਦੀਆਂ ਉਂਗਲੀਆਂ ਦੇ ਨੌਂਹ. 11. ਪੱਟ. 12. ਗੋਡਾ. 13. ਪਿੰਡਲੀ. 14. ਗਿੱਟਾ. 15. ਪੈਰ. 16. ਫੇਫੜਾ. 17. ਦਿਲ. 18. ਪਸਲੀ. 19. ਹੱਡੀ. 20. ਪੇਟ ਦੀਆਂ ਆਂਤੜੀਆਂ. 21. ਪੱਠ. 22. ਪੇਡੂ. 23. ਪਿਸ਼ਾਬ ਦੀ ਥੈਲੀ (ਬਲੈਡਰ). 24. ਉਂਗਲੀ. 25. ਗੋਡੇ ਦੀ ਟੋਪੀ. 26. ਨਾੜੀ. 27. ਪੈਰ ਦੀ ਪਾਤਲੀ

جسم کے حصّے ۔
1. ریڑھ کی ہڈی ، کمر کی ہڈی ۔ 2. جگر ۔ 3. بازو ۔ 4. معدہ ۔ 5. کونی ۔ 6. پیٹ ۔ 7. کلائی سے کونی تک ہاتھ ۔ 8. کلائی ۔ 9. ہاتھ ۔ 10. انگلی کے ناخن ۔ 11. ران ۔ 12. گھٹنا ۔ 13. پنڈلی ۔ 14. ٹخنہ ۔ 15. پاؤں ۔ 16. پھیپھڑہ ۔ 17. دِل ۔ 18. پسلی ۔ 19. ہڈی ۔ 20. آنت ۔ 21. پٹھا ۔ 22. پیڑو 23. مثانہ ۔ 24. انگلی ۔ 25. گھٹنے کا اوپری 26. رگ، نس ۔ 27. پیر کا تلوا ۔

PARTES DEL CUERPO:
1. COLUMNA VERTEBRAL,
ESPINA DORSAL. 2. HIGADO.
3. BRAZO. 4. ESTOMAGO.
5. CODO. 6. ABDOMEN.
7. ANTEBRAZO. 8. MUÑECA.
9. MANO. 10. UÑA.
11. MUSLO. 12. RODILLA.
13. PANTORRILLA.
14. TOBILLO. 15. PIE.
16. PULMON. 17. CORAZON.
18. COSTILLA. 19. HUESO.
20. INTESTINO.
21. MUSCULO. 22. PELVIS.
23. VEJIGA. 24. DEDO.
25. ROTULA. 26. NERVIO.
27. PLANTA DEL PIE.

اجزاء الجسم - 1. عمود الفقري،
2. كبد، 3. ذراع، 4. معدة، 5. كوع،
6. بطن، 7. ذراع من المرفق الى الرسغ،
8. معصم، 9. بد، 10. ظفر اصبع اليد،
11. فخذ او ورك، 12. ركبة، 13. بطة
الساق، 14. كاحل او رسغ القدم،
15. قدم، 16. رئة، 17. قلب، 18. ضلع
القفص الصدري، 19. عظم، 20. عضل،
21. امعاء، 22. حوض، 23. مثانة،
24. اصبع، 25. رضفة او صابونة الركبة،
26. عصب، 27. نعل القدم.

શરીરના અવયવો— 1. કરોડ,
બરડાનું હાડકું. 2. કલેજાું. 3. હાથ.
4. જઠર. 5. કોણી. 6. પેટ
7. કોણી અને કાંડા વચ્ચેનો ભાગ.
8. કાંડું. 9. હાથ. 10. આંગળીનો
નખ. 11. જાંઘ. 12. ગોઠણ.
13. પગની પિંડી. 14. પગની ઘૂંટી.
15. પગનો પંજો. 16. ફેફસું.
17. હૃદય. 18. પાંસળી. 19. હાંડકું.
20. આંતરડું. 21. સ્નાયુ. 22. પેડુ.
23. મૂત્રાશય. 24. આંગળી.
25. ઢીંચણની ઢાંકણી.
26. જ્ઞાનતંતુ. 27. પગનું તળિયું.

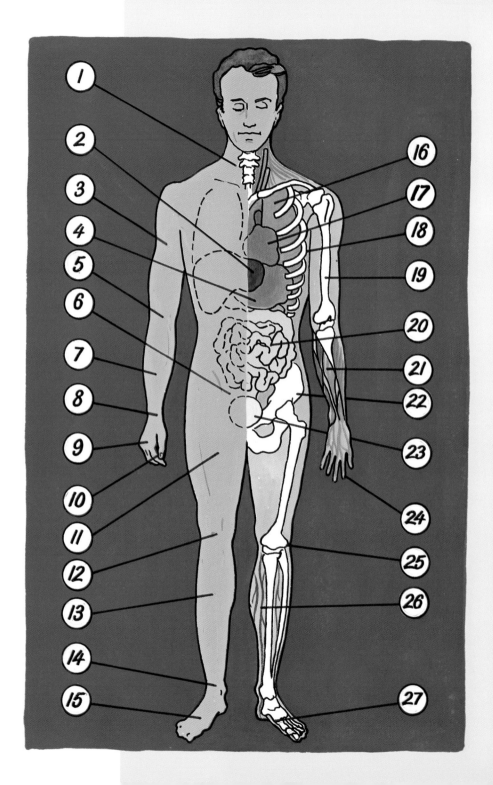

PARTS OF THE HEAD AND UPPER BODY- 1. FOREHEAD. 2. EYELID. 3. EYE. 4. NOSE. 5. NOSTRIL. 6. LIP. 7. TOOTH. 8. MOUTH. 9. JAW. 10. CHIN. 11. SHOULDER. 12. ARMPIT. 13. ARM. 14. SKULL, CRANIUM. 15. SCALP. 16. TEMPLE. 17. EAR. 18. NAPE OF THE NECK. 19. CHEEK. 20. NECK. 21. THROAT. 22. BACK. 23. CHEST.

LES PARTIES DE LA TÊTE ET DE LA PARTIE SUPÉRIEURE DU CORPS - 1. FRONT. 2. PAUPIÈRE. 3. OEIL. 4. NEZ. 5. NARINE. 6. LÈVRE. 7. DENT. 8. BOUCHE. 9. MÂCHOIRE. 10. MENTON. 11. ÉPAULE. 12. AISSELLE. 13. BRAS. 14. CRÂNE. 15. CUIR CHEVELU. 16. TEMPE. 17. OREILLE. 18. NUQUE. 19. JOUE. 20. COU. 21. GORGE. 22. DOS. 23. POITRINE.

TEILE DES KOPFES UND DES OBERKÖRPERS - 1. STIRN. 2. AUGENLID. 3. AUGE. 4. NASE. 5. NASENLOCH. 6. LIPPE. 7. ZAHN. 8. MUND. 9. KIEFER. 10. KINN. 11. SCHULTER. 12. ACHSELHÖHLE. 13. ARM. 14. SCHÄDEL, HIRNSCHÄDEL. 15. KOPFHAUT. 16. SCHLÄFE. 17. OHR. 18. NACKEN. 19. WANGE. 20. HALS. 21. KEHLE. 22. RÜCKEN. 23. BRUST.

PARTI DELLA TESTA E DELLA PARTE SUPERIORE DEL CORPO - 1. FRONTE. 2. PALPEBRA. 3. OCCHIO. 4. NASO. 5. NARICE. 6. LABBRO. 7. DENTE. 8. BOCCA. 9. MANDIBOLA. 10. MENTO. 11. SPALLA. 12. ASCELLA. 13. BRACCIO. 14. CRANIO, TESCHIO. 15. CUOIO CAPELLUTO. 16 TEMPIA. 17. ORECCHIO. 18. NUCA. 19. GUANCIA. 20. COLLO. 21. GOLA. 22. SCHIENA. 23. PETTO.

GÓRNE CZĘŚCI CIAĽA I CZĘŚCI GĽOWY - 1. CZOĽO. 2. POWIEKA. 3. OKO. 4. NOS. 5. NOZDRZE. 6. WARGA. 7. ZĄB. 8. JAMA USTANA. 9. SZCZĘKA. 10. BRODA. 11. BARK. 12. PACHA. 13. RAMIĘ. 14. CZASZKA. 15. SKALP. 16. SKRÓN. 17. UCHO. 18. KARK. 19. POLICZEK. 20. SZYJA. 21. GARDĽO. 22. PLECY. 23. KLATKA PIERSIOWA.

ΜΕΡΗ ΤΗΣ ΚΕΦΑΛΗΣ ΚΑΙ ΠΑΝΩ ΜΕΡΟΥΣ ΤΟΥ ΣΩΜΑΤΟΣ: 1. ΜΕΤΩΠΟ. 2. ΒΛΕΦΑΡΟ. 3. ΜΑΤΙ. 4. ΜΥΤΗ. 5. ΡΟΥΘΟΥΝΙ. 6. ΧΕΙΛΟΣ. 7. ΔΟΝΤΙ. 8. ΣΤΟΜΑ. 9. ΣΑΓΟΝΙ. 10. ΠΙΓΟΥΝΙ. 11. ΩΜΟΠΛΑΤΗ. 12. ΜΑΣΧΑΛΗ. 13. ΒΡΑΧΙΟΝΑΣ. 14. ΚΡΑΝΙΟ. 15. ΤΡΙΧΩΤΟ ΚΕΦΑΛΗΣ. 16. ΚΡΟΤΑΦΟΣ. 17. ΑΥΤΙ. 18. ΑΥΧΕΝΑΣ. 19. ΜΑΓΟΥΛΟ. 20. ΣΒΕΡΚΟΣ. 21. ΛΑΡΥΓΓΑΣ. 22. ΠΛΑΤΗ. 23. ΣΤΗΘΟΣ.

BAŞ VE VÜCUDUN BELDEN YUKARI BÖLÜMLERİ: 1. ALIN. 2. GÖZ KAPAĞI. 3. GÖZ. 4. BURUN. 5. BURUN DELİĞİ. 6. DUDAK. 7. DİŞ. 8. AĞIZ. 9. ÇENE KEMİĞİ. 10. ÇENE. 11. OMUZ. 12. KOL ALTI. 13. KOL. 14. KAFA TASI. 15. KAFA TASI DERİSİ. 16. ŞAKAK. 17. KULAK. 18. ENSE. 19. YANAK. 20. BOYUN. 21. BOĞAZ. 22. SIRT. 23. GÖĞÜS

頭和上身各部：
1.額 2.眼瞼 3.眼 4.鼻 5.鼻孔 6.唇 7.牙 8.口 9.顎 10.下顎 11.肩 12.腋窩 13.臂14.頭蓋 15.頭皮 16.太陽穴 17.耳18.頸背 19.頰 20.頸 21.喉 22.背 23.胸

सिर और शरीर के ऊपर के भाग के अंग – 1. माथा। 2. पलक। 3. आँख। 4. नाक। 5. नासिका–छिद्र। 6. होंठ। 7. दाँत। 8. मुँह। 9. जबड़ा। 10. ठोडी। 11. कँधा। 12. बगल। 13. बाजू। 14. खोपड़ी। 15. मस्तक की त्वचा। 16. कन–पटी। 17. कान। 18. गर्दन का पिछला भाग। 19. गाल। 20. गर्दन। 21. गला। 22. पीठ। 23. छाती।

মাথা এবং শরীরের উপরের অংশ– 1. কপাল 2. চোখের পাতা 3. চোখ 4. নাক 5. নাসারন্ধ্র(নাকের ছিদ্র) 6. ঠোঁট 7. দাঁত 8. মুখ 9. চোয়াল 10. থুতনি 11. কাঁধ 12. বগল 13. বাহু 14. মাথার খুলি, করোটি (ক্রানিয়াম) 15. চুল ও চামড়াসহ করোটির ছাল (স্কালপ্) 16. কপালের পার্শ্ব (টেমপেল) 17. কান 18. ঘাড়ের পিছনের নরম অংশ 19. গাল 20. ঘাড় 21. কন্ঠনালী / গলা (থ্রোট) 22. পিঠ 23. বুক

ਸਿਰ ਅਤੇ ਸ਼ਰੀਰ ਦੇ ਉਪਰਲੇ ਭਾਗ ਦੇ ਹਿੱਸੇ–1. ਮੱਥਾ. 2. ਅੱਖ ਦਾ ਡੇਲਾ. 3. ਅੱਖ. 4. ਨੱਕ. 5. ਨਾੱਸਾਂ. 6. ਬੁਲ੍ਹ. 7. ਦੰਦ. 8. ਮੂੰਹ. 9. ਜਬੜਾ. 10. ਠੋੱਡੀ. 11. ਮੋਢਾ. 12. ਬਗਲ (ਕੱਛ). 13. ਬਾਂਹ. 14. ਖੋਪੜੀ ਦੀ ਹੱਡੀ. 15. ਖੋਪੜੀ. 16. ਕਨਪਟੀ. 17. ਕੰਨ. 18. ਗਰਦਨ ਦਾ ਪਿਛਲਾ ਹਿੱਸਾ. 19. ਗੱਲ੍ਹ. 20. ਗਰਦਨ. 21. ਗਲਾ. 22. ਪਿੱਠ. 23. ਛਾਤੀ

پری جسم اور سر کے حصّے ۔
. پیشانی۔ 2. پپوٹا۔ 3. آنکھ۔ 4. ناک۔
. نتھنا۔ 6. ہونٹ۔ 7. دانت۔ 8. منہ۔
. جبڑا 10. ٹھوڑی۔ 11. کندھا۔
1. بغل۔ 13. بازو۔ 14. کھوپڑی۔
1. کھوپڑی کی کھال۔ 16. کنپٹی۔
1. کان۔ 18. گُدی۔ 19. گال۔
2. گردن۔ 21. حلق۔ 22. کمر۔
2. سینہ ۔

PARTES DE LA CABEZA Y DE LA PARTE SUPERIOR DEL CUERPO:

1. FRENTE. 2. PARPADO.
3. OJO. 4. NARIZ.
5. VENTANA DE LA NARIZ.
6. LABIO. 7. DIENTE.
8. BOCA. 9. MANDIBULA.
10 BARBILLA. 11. HOMBRO.
12. AXILA. 13. BRAZO.
14. CRANEO. 15. CUERO CABELLUDO. 16. SIEN.
17. OIDO. 18. NUCA.
19. MEJILLA. 20. CUELLO.
21. GARGANTA.
22. ESPALDA. 23. PECHO.

اجزاء الرأس والقسم العلوي من الجسم – 1. جبين، 2. عين، 3. جفن العين، 4. انف، 5. فتحة الانف، 6. شفاه، 7. سن، 8. فم، 9. فك، 10. ذقن، 11. كتف، 12. ابط، 13. ذراع، 14. جمجمة، 15. فروة الرأس، 16. صدغ او فود، 17. اذن، 18. مؤخرة العنق، 19. خد او وجنة، 20. رقبة، 21. حلق، 22. ظهر، 23. صدر.

માથાના અને ઉપલા શરીરના અવયવો– 1. કપાળ. 2. આંખનું પોપચું. 3. આંખ. 4. નાક. 5. નસકોરું. 6. ઓષ. 7. દાંત. 8. મુખ. 9. જડબું. 10. હડપચી. 11. ખભો. 12. બગલ. 13. હાથ. 14. ખોપરી, મગજ ફરતું હાડકાનું કવચ. 15. ખોપરીની ચામડી. 16. લમણું. 17. કાન. 18. બોચી. 19. ગાલ. 20. ડોક. 21. કઠ. 22. પૂઠ. 23. છાતી.

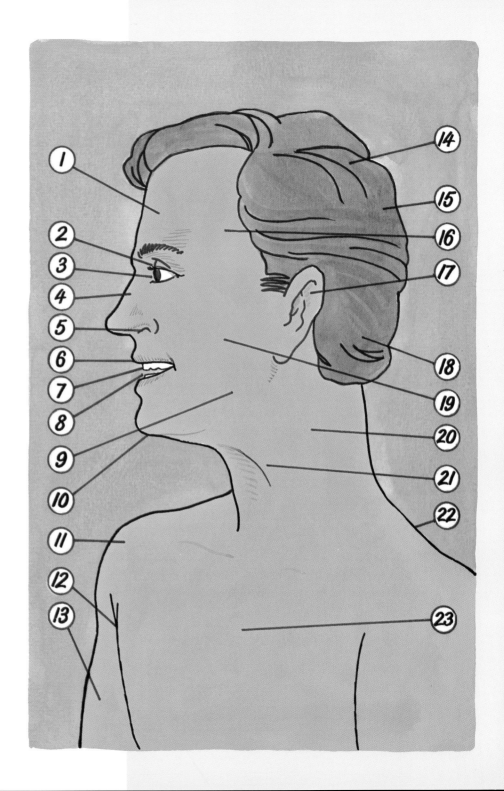

© Health Education Authority 1994

Health Education Authority
Hamilton House
Mabledon Place
London WC1H 9TX, UK

The publishers acknowledge Verbum AB of Stockholm, Sweden as the
original publishers of *The Pictorial Interpreter of Medicine* on which
this book is based.

ISBN 0 7521 0302 4

Design and illustrations: A.R.T. Creative Partnership

Printed in England